몸매 좀 만들고 싶다면

운동하기가 영 싫다면

헬스비만 날리고 있다면

늘 뻐근하고 피곤하다면

퍼스널 트레이너의 1 : 1 맞춤 처방

스트레칭이라도 하셔야겠습니다

최성우 지음

for book

10만 베스트셀러
[빼셔야겠습니다] 시리즈 저자,
최성우 트레이너의
더욱 새로워진 운동 처방 책!

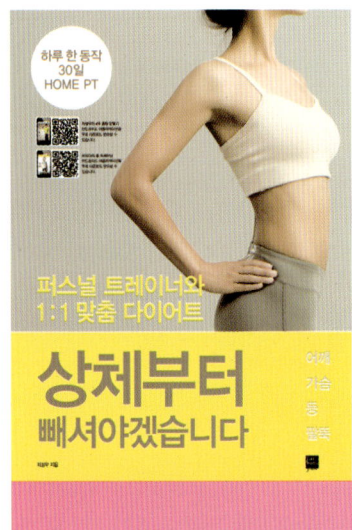
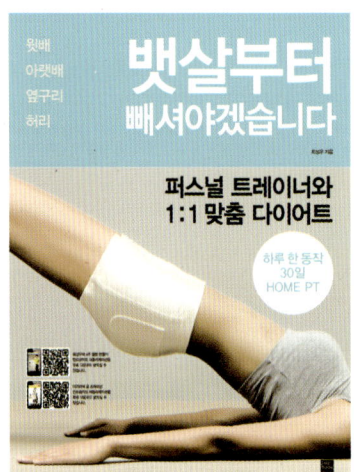
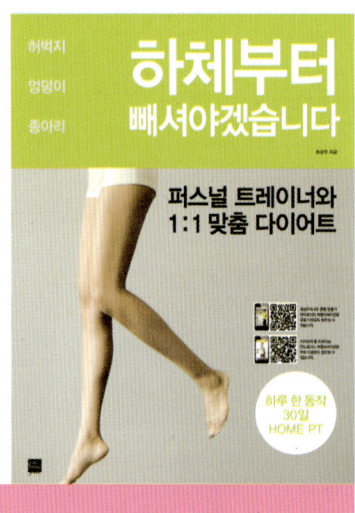

EVERYDAY
MY ROOM
STRETCHING

스트레칭이라도 하셔야겠습니다

헬스 클럽 좋은 일만 시키고 운동하러 안 가는 당신을 위한 책

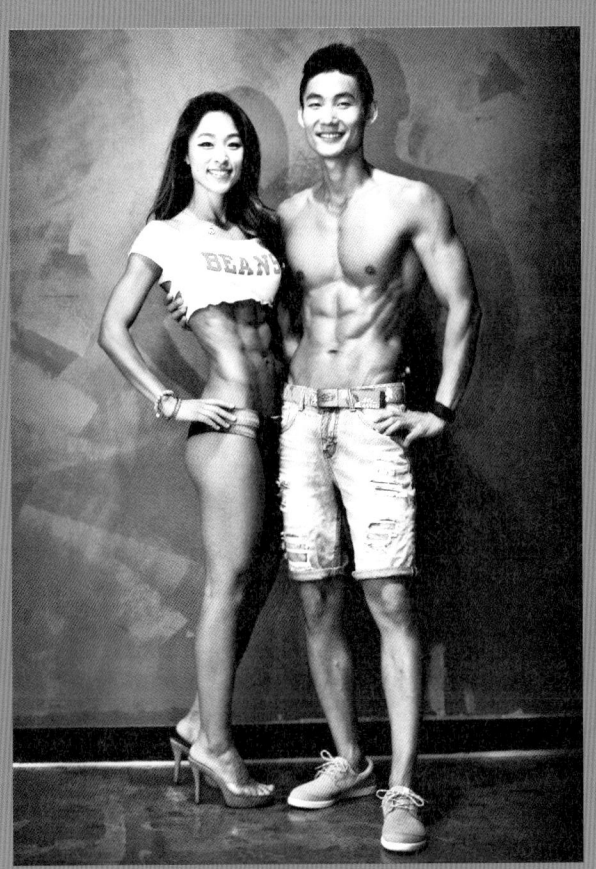

이 책의 저자 최성우는…
중앙대학교 체육교육과 졸업
웰니스 아카데미 [ACSM 미국스포츠의학회] 실기 강사
[최성우의 4주 몸짱 만들기] 애플리케이션 제작 및 출연
퍼스널 트레이닝 스튜디오 '크로스 짐(CROSS GYM)' 대표
저서 〈상체부터 빼셔야겠습니다〉
     〈뱃살부터 빼셔야겠습니다〉
     〈하체부터 빼셔야겠습니다〉

이 책의 모델 이지아는…
한국체육대학교 사회체육학과 졸업
2007 MR&MS 수원 여자부 1위
2008 MR&MS 서울 여자부 2위
2008 MR&MS 코리아 여자부 6위
2012 MR&MS 경기 여자부 1위
현대오일뱅크배 스키선수권대회 여자부 2위
웰니스 아카데미 [ACSM 미국스포츠의학회] 실기 강사
〈이지아의 홈트레이닝〉 애플리케이션 제작 및 출연
퍼스널 트레이닝 스튜디오 '크로스 짐(CROSS GYM)' 트레이너

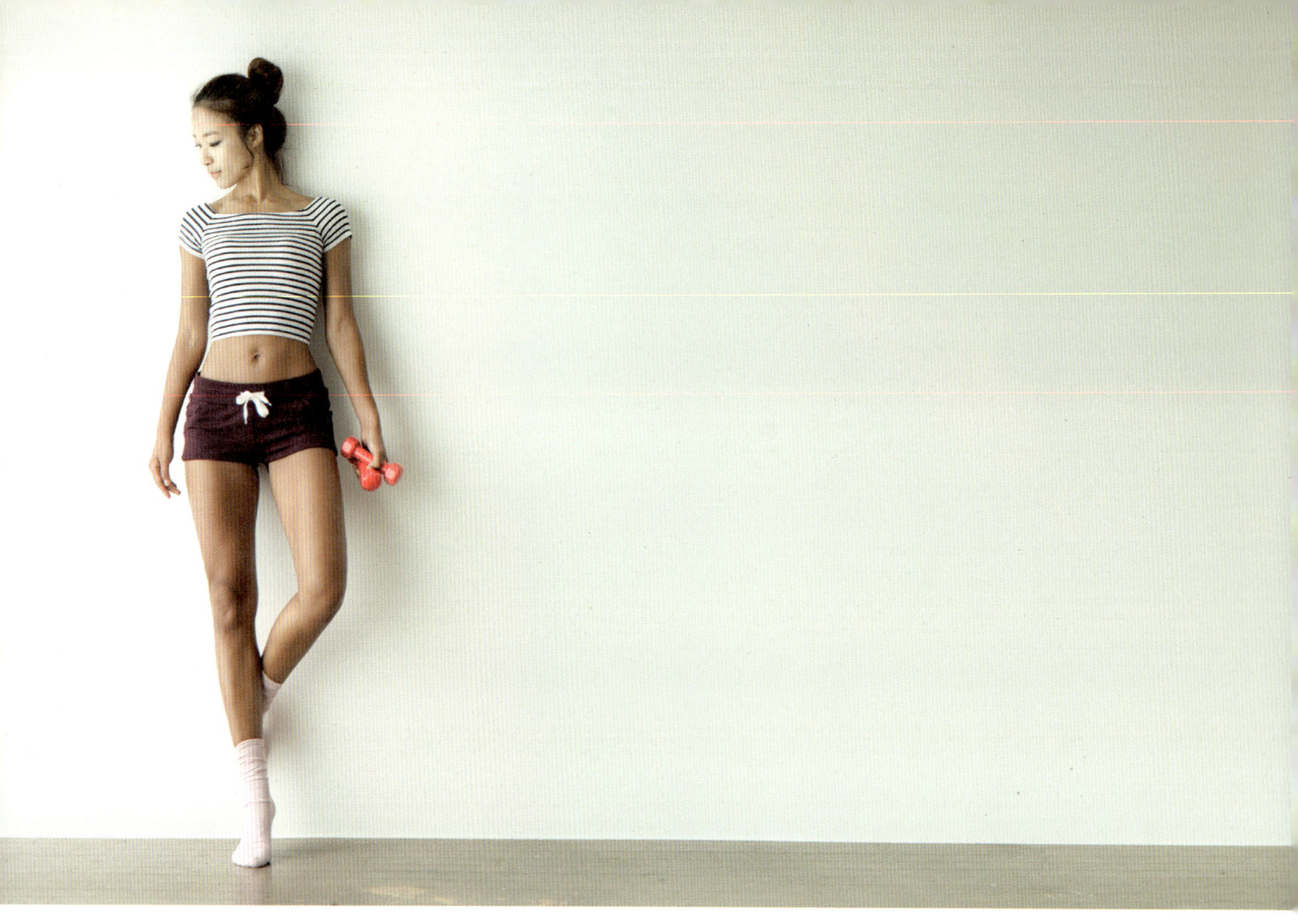

Prologue

하자, 하자 결심만 하면서
운동은 영 못하고 있다면?
제발,
스트레칭이라도 하셔야겠습니다!

무작정 마르기만 한 몸은 매력 없다

아름다운 몸매에 대한 여자들의 열망은 결코 식지 않는다. 예전엔 노출이 필요한 계절인 여름에만 반짝 다이어트를 했다면, 다이어트는 이제 여자들의 생활 습관 중 하나가 되었다. 늘 다이어트에 대한 생각을 갖고 있는 여자들을 향한 우려의 목소리도 높다. 쉽고 효과적인 다이어트 방법을 찾다 보니 영양 섭취가 불가능할 정도로 지극히 적게 먹거나 몸에 맞지 않는 과한 운동으로 건강을 해치는 경우도 적지 않기 때문이다.

단시간에 효과를 보기 위해 위와 같은 다이어트 방법을 선택한다면 빠른 체중 감량 효과는 볼 수 있지만 탄력 없이 늘어진 몸, 생리 불순이나 탈모 그리고 공포의 요요 현상에 노출되기 십상이다. 그래서 요즘은 남녀노소를 불문하고 건강한 몸매 관리에 주목하고 있다.

운동 전문가인 나로서는 이런 현상이 무척 반가울 수밖에 없다. 사람들이 근력을 왜 키워야 하는지에 관심을 갖고, 탄력 있는 몸의 아름다움을 스스로 깨닫기 시작했기 때문이다! 참으로 기쁘다. 다이어트 보조제보다는 흙에서 자란 건강한 채소를 먹으려 하고, 여자들도 적당한 근육을 갖기 위해 이에 맞는 근육 운동이나 필라테스 혹은 각종 스트레칭에 도전하고 있다. 이를 보면서 '아름다운 몸'에 대한 사람들의 관점이 달라지고 있다는 것을 실감한다.

우리 몸은 기계와 같아서 잘못 쓰면 고장 난다

운동이나 스트레칭의 목적이 '날씬한 몸'이 되어서는 안 된다고 생각한다. 물론 불필요한 군살은 제거하고, 모자란 근육은 채워줘야 하지만 날씬한 몸을 꿈꾸기보다는 균형 잡힌 바른 몸을 목표로 이에 맞는 운동과 생활 습관을 들여야 한다. 아무리 날씬한 몸을 가졌다고 해도 체형이 바르지 못하고 밸런스가 흐트러져 있다면? 그런 사람을 보고 '아름답다'라고 말하지는 않는다. 하지만 일반적인 체형인데 몸의 밸런스가 맞고, 근육이 탄탄하면서 체형이 안정적이라면 주저하지 않고 '아름답다'라는 느낌을 갖게 된다.

육안으로 보는 아름다움만 중요한 것이 아니다. 몸의 균형이 틀어지면 곧바로 통증으로 이어진다. 통증이 오래되면 만성 피로나 신경 과민 같은 정신적 고통까지 수반하게 된다. 게다가 우리 몸은 어느 한 곳도 다른 부위와 연결되지 않은 곳이 없다. 그래서 목이 조금만 틀어져도, 허리에 살짝 변형이 와도 연쇄적으로 다른 부위의 변형과 통증을 유발한다.

이렇게 설명해 보겠다. 이를 테면 우리 몸은 기계와 같다. 핸드폰이고, 전기밥솥이며, 컴퓨터이기도 하다. 잘못된 방법으로 사용하면 고장나거나 수명을 다하는, 결국에는 AS가 필요해지는 기계들과 다르지 않다. 당신이 자신의 몸을 어떻게 사용했는가에 따라 사용 기간이 늘어나기도, 줄어들기도 한다는 뜻이다. 우리 몸을 제대로 사용하지 않으면 녹이 슬고, 올바르게 작동하지 않게 된다는 결론에 도달한다.

결국 스트레칭이란 몸의 기능을 최대한 쾌적하게 유지하기 위해 닦고, 조이고, 기름 치는 '최소한의 습관'인 셈이다.

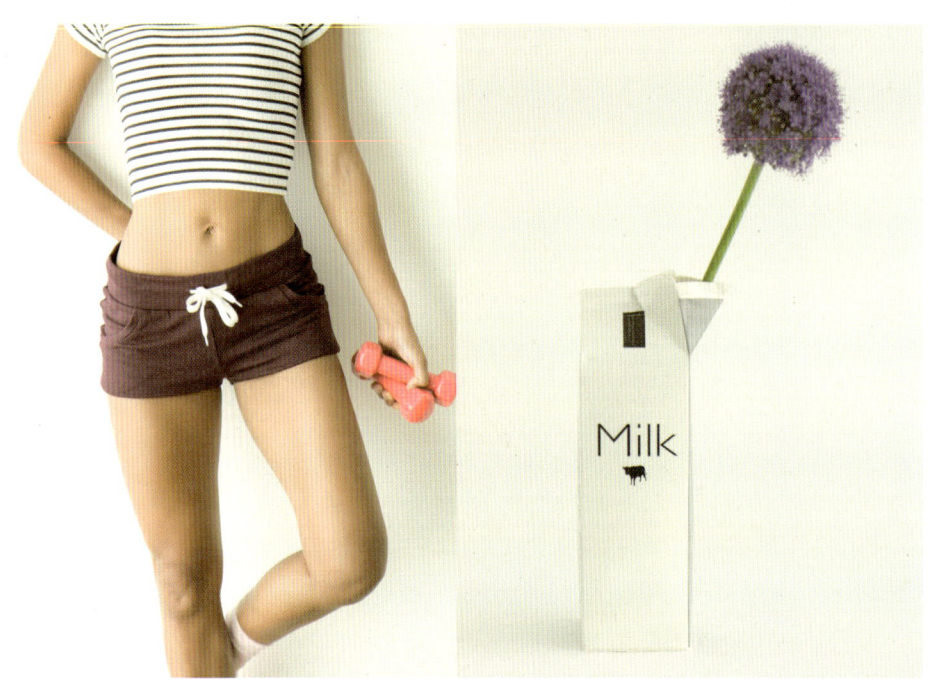

스트레칭이란 몸이 쉬는 '숨'이다

사람은 직립 보행을 하기 때문에 중력의 영향을 늘 받는다. 누워 있을 때보다 앉아 있을 때 좀 더 중력의 영향을 받고, 앉아 있을 때보다 일어서서 직립 보행을 할 때 더 많이 중력의 영향을 받는다고 하니 인간의 척추는 늘 중력과 힘겨운 사투를 벌이는 셈이다. 나이가 들면서 허리가 틀어지고 등이 굽는 것 모두 중력에 의한 노화 현상이라고 할 수 있다.

그런데 체형을 변화시키는 요인에 중력 하나만 있는 게 아니다. 서 있는 자세, 앉아 있는 자세, 스마트폰을 보는 습관, 자는 습관, 걸음걸이 등등 우리가 매일 몸을 움직일 때마다 몸은 그에 맞게 변형된다. 일상의 사소한 움직임 하나가 내 몸의 건강이나 몸매와 직결된다는 것이다. 그러므로 우리는 제대로 된 자세를 습관화해야 하고, 근육이 뭉쳐 신체적 변형을 일으키지 않도록 꾸준히 운동하고 스트레칭해야 한다.

예를 들어 구부정하게 앉아 있다가 등과 허리를 쭉 펴보자. 아랫배가 순간적으로 긴장되면서 불룩 나왔던 모양이 바로잡히는 것을 느낄 수 있을 것이다. 단지 많이 먹는다는 이유로 배가 나오는 것이 아니라, 등을 굽히고 생활하는 나쁜 자세만으로도 복부 비만자가 될 수 있다는 말이다.

스트레칭이란 살기 위해 숨을 쉬는 것과 같은 이치라고 생각하면 된다. 건강한 몸을 유지하며 지속적으로 탄력 있게 살고 싶다면 몸이 쉬는 숨, 즉 스트레칭을 습관화해야만 한다.

밥을 먹고, 잠을 자듯 스트레칭하라!

나는 운동 방법을 가르치는 사람이다. 사람들이 나와 같은 전문가와 함께 운동을 하는 이유는 몸속의 근육이 손상되지 않는 범위 내에서 가장 효과적으로 안전하게 건강한 몸을 만들기 위해서다. 그래서 나는 10여 년이 넘는 시간 동안 끊임없이 몸에 대한 공부를 해 왔다.

체중 감량을 원한다면 당연히 식이요법과 유산소·근육 운동을 병행해야 한다. 하지만 통증 없이 편안하고 균형 잡힌 몸을 만들기 위해서는 무엇보다 꾸준한 스트레칭이 가장 효과적이다.

사람의 체형을 만드는 데는 여러 가지 구성 물질이 있다. 지지대 역할을 하는 뼈가 있고, 뼈의 위치를 결정하는 것은 바로 뼈에 붙어 있는 근육이다. 따라서 체형을 변화시키기 위해선 근육을 변화시켜야 한다. 그런데 이 근육은 하나하나 독립된 덩어리가 아니다. 근막에 의해 서로 연결되어 있다. 그러므로 근막의 위치를 제대로 잡아주면 겉으로 보는 라인만 잡히는 것이 아니라 실제로 몸을 구성하는 뼈 역시 제자리를 잡게 된다. 그 근막을 효과적으로 케어하는 방법이 바로 스트레칭이다.

운동 전후로 반드시 스트레칭을 하는 것도 근막과 근육이 제대로 자리 잡을 수 있도록 하기 위해서다. 스트레칭은 근육을 이완하고, 근육통을 완화해 운동 기능을 향상시킨다. 이로 인해 신체 밸런스가 좋아지고 바른 자세를 갖게 한다. 통증이 사라지니 심리적 스트레스나 긴장 또한 완화되는 것은 당연한 일.

바빠서 운동할 시간을 낼 수 없다 해도, 운동의 기초조차 알지 못해 엄두가 나지 않는다 해도 스트레칭만이라도 시작해 보는 것은 어떨까? 장소에 구애 받지 않고 누구나 할 수 있으며, 꾸준히 실시하면 몸매도 좋아지고, 통증도 없어지는데 당장 시작하지 않을 이유가 없지 않은가.

퍼스널 트레이너 최성우 씀

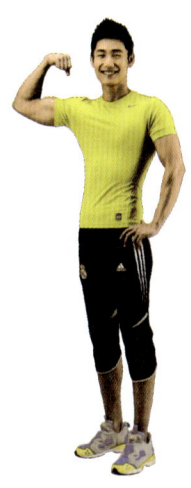

Contents

04	**Prologue**			**Section 3**
	하자, 하자 결심만 하면서			# the waist:
	운동은 영 못하고 있다면?			**허리 스트레칭**
	제발, 스트레칭이라도 하셔야겠습니다!			

04 **Prologue**
하자, 하자 결심만 하면서
운동은 영 못하고 있다면?
제발, 스트레칭이라도 하셔야겠습니다!

12 **Introduction**
부위별 & 증세별 룸 스트레칭 스타트!

Section 1
a neck:
목 스트레칭

16 누워서 머리 뒤로 젖히기
16 누워서 턱 아래로 내리기
17 엄지손가락으로 턱 들어 올리기
18 양손으로 뒤통수 잡고 고개 숙이기
19 서서 턱 아래로 내리기
20 머리 기울여 목 늘이기
22 고개 양 옆으로 돌리기

Section 2
the shoulder:
어깨 스트레칭

26 벽 등지고 서서 양팔 뒤로 뻗기
27 네발 자세에서 가슴 내려 누르기
28 벽 밀어 가슴 펴기
29 양팔 직각으로 접어 뒤로 젖히기
30 벽에 한쪽 팔 올려 가슴 밀기
32 엎드려 양팔 위로 들어 올리기

33 **Plus Page**
스트레칭에 대한 몇 가지 궁금증과 해답

Section 3
the waist:
허리 스트레칭

[척추전만증 스트레칭]
37 하늘 보고 누워 골반 말기
38 누워서 무릎 가슴 쪽으로 당기기
39 네발 자세에서 복부 둥글게 말기
40 네발 자세에서 엉덩이 내려 누르기
41 의자에 앉아 허리 말아 상체 내리기
42 어깨 밀어 등 둥글게 말기

[척추후만증 스트레칭]
43 허리 젖혀 하늘 보기
44 누워서 골반 들어 올리기
45 네발 자세에서 허리 눌러 내리기
46 다리 교차해 상체 앞으로 밀기
48 엎드려 상체 일으키기

[척추측만증 스트레칭]
49 팔 올리고 상체 돌리기
50 한팔 들어 몸 기울이기
52 상체 굽혀 가슴 허벅지에 붙이기
53 누워서 다리 기울이기
54 옆으로 누워 팔 뒤로 뻗기

Section 4
the pelvis & a leg
골반 & 다리 스트레칭

[골반 스트레칭]
- 58　앉아서 다리 교차해 무릎 누르기
- 60　누워서 골반 돌리기
- 61　누워서 무릎 한쪽씩 접어 당기기

[휜 다리(O자 다리) 스트레칭]
- 62　한쪽 무릎 접어 상체 내리기
- 64　벽 짚고 골반 옆으로 빼기
- 66　무릎에 수건 말아 끼우고 힘주기
- 67　무릎 벌려 엉덩이 내리고 앉기

[휜 다리(X자 다리) 스트레칭]
- 68　옆으로 누워 다리 올리기
- 70　벽 짚고 무릎 굽혀 다리 들어 올리기
- 72　앉아서 발바닥 붙여 무릎 내리기
- 73　무릎 묶고 다리 벌리기

Section 5
an ankle :
발목 스트레칭

- 76　발목 한쪽씩 바깥으로 꺾기
- 76　발목 동시에 바깥으로 꺾기
- 77　앉아서 엄지발가락 모으기
- 78　다리 교차해 발등 눕히기

Section 6
a wrist :
손목 스트레칭

- 82　손바닥 바깥으로 세우고 손가락 당기기
- 83　손바닥 안으로 감추고 손가락 당기기
- 84　팔 뻗어 주먹 바깥으로 돌리기
- 84　팔 뻗어 주먹 안쪽으로 돌리기
- 85　팔 뻗어 주먹 내리기

Section 7
the whole body
하루 두 번, 전신 스트레칭

- 88　깍지 끼고 머리 위로 팔 뻗어 올리기
- 88　깍지 끼고 머리 위로 팔 뻗어 상체 젖히기
- 89　깍지 끼고 머리 위로 팔 뻗어 오른쪽으로 기울이기
- 89　깍지 끼고 머리 위로 팔 뻗어 왼쪽으로 기울이기
- 90　깍지 끼고 바닥으로 손바닥 내리기
- 90　벽에 팔 올리고 가슴 앞으로 밀기
- 91　상체 숙여 오른쪽 발끝 잡기
- 91　상체 숙여 왼쪽 발끝 잡기
- 92　오른발 뒤로 접기
- 92　왼발 뒤로 접기
- 93　오른쪽 다리 펴고 쪼그려 앉기
- 93　왼쪽 다리 펴고 쪼그려 앉기

- 94　**Epilogue**
딱히 작정하거나, 계획할 것도 없습니다!
그저 밥 먹듯이 하십시오
그런 게 스트레칭입니다

아침의 첫 숨,
첫 스트레칭은
기지개로!

병아리도 잠에서 깨어나면 가장 먼저 기지개를 켠다는데,
강아지도 팔다리를 길게 뻗으면서 하품을 하는데….
오늘 아침, 어떻게 시작하셨습니까?
기지개를 켤 틈도 없던가요?
자꾸 그러지 말고!
팔다리를 쭉 뻗고, 가슴을 부채처럼 펼치면서
"좋은 아침이야!" 하고 시작하셔야겠습니다.

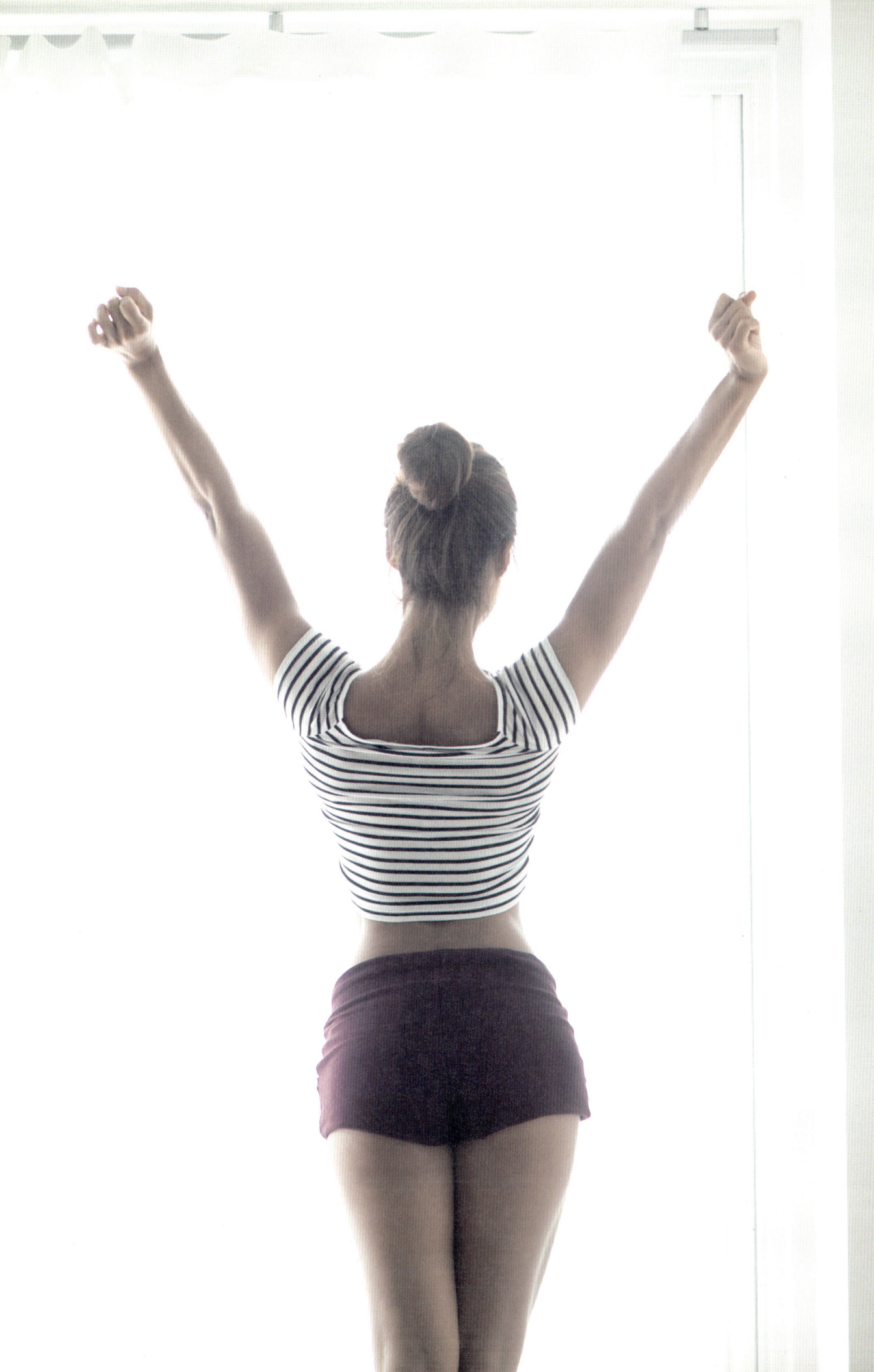

Introduction

부위별 &
증세별
룸 스트레칭 　　스타트!

이 책은 수많은 스트레칭 방법 중에서도 특별히 신체 부위에 맞는 운동법으로 구성했다. 목이 뻐근할 때, 어깨가 묵직할 때, 팔다리가 무겁고 통증이 느껴질 때… 몸에서 일으키는 아주 일상적인 반응들에 대처하기 위한 가장 좋은 방법이 스트레칭이기 때문이다. 그러므로 원하는 부위를 선택한 뒤 그 부위별로 소개한 모든 스트레칭을 꼼꼼하게 따라하기를 추천한다.

부위별 스트레칭이 효과적인 또 다른 이유는 저마다 다른 몸매의 장단점을 고려하여 스스로가 맞춤 방법을 찾아 실시할 수 있다는 점이다. 즉, 허리 통증이 고민이라거나, 휜 다리를 교정하고, 허벅지 군살을 없애고 싶을 때 이에 맞는 부분 운동이 가능하다는 뜻이다.

여기에 덧붙여 하루에 두 번, 매일 실시하면 군살 붙을 틈이 없고, 병이 생길 이유가 없는 매일 스트레칭 방법도 소개했다. 책 속에 담긴 부위별 스트레칭과 매일 스트레칭을 하루 10~20분씩만 실시해도 '다이어트에 대한 압박감' 같은 것은 버릴 수 있을 것이다.

ROOM STRETCHING START!

책 속 스트레칭에 대한 사전 설명

- 책 속 모든 부위에 대한 스트레칭을 한꺼번에 실시하기는 어렵다. 그러므로 우선, 자신에게 가장 필요하다고 생각되는 부위를 먼저 고른 뒤 그 부위의 동작부터 실시하는 것이 방법이다.
- 부위별 스트레칭은 책 속에 소개된 모든 동작을 빠뜨리지 말고 전부 실시한다. 부위에 맞춰서 한 세트씩 구성되어 있다고 생각하고 따라할 것.
- 스트레칭의 순서는 쉬운 것부터 시작해 점차 난이도가 높은 것으로 배열했다.
- 스트레칭 자세를 완전히 잡은 상태에서 20초간 정지 동작을 실시할 것.
- 동작을 실시할 때는 몸에 반동을 주지 말고 지그시 눌러주는 것이 방법이다.
- 숨을 들이쉴 때 배가 나오고, 숨을 내쉴 때 배가 들어가는 복식호흡을 한다.
- 정지 상태에서도 숨을 참지 말고 긴 호흡을 유지한다.

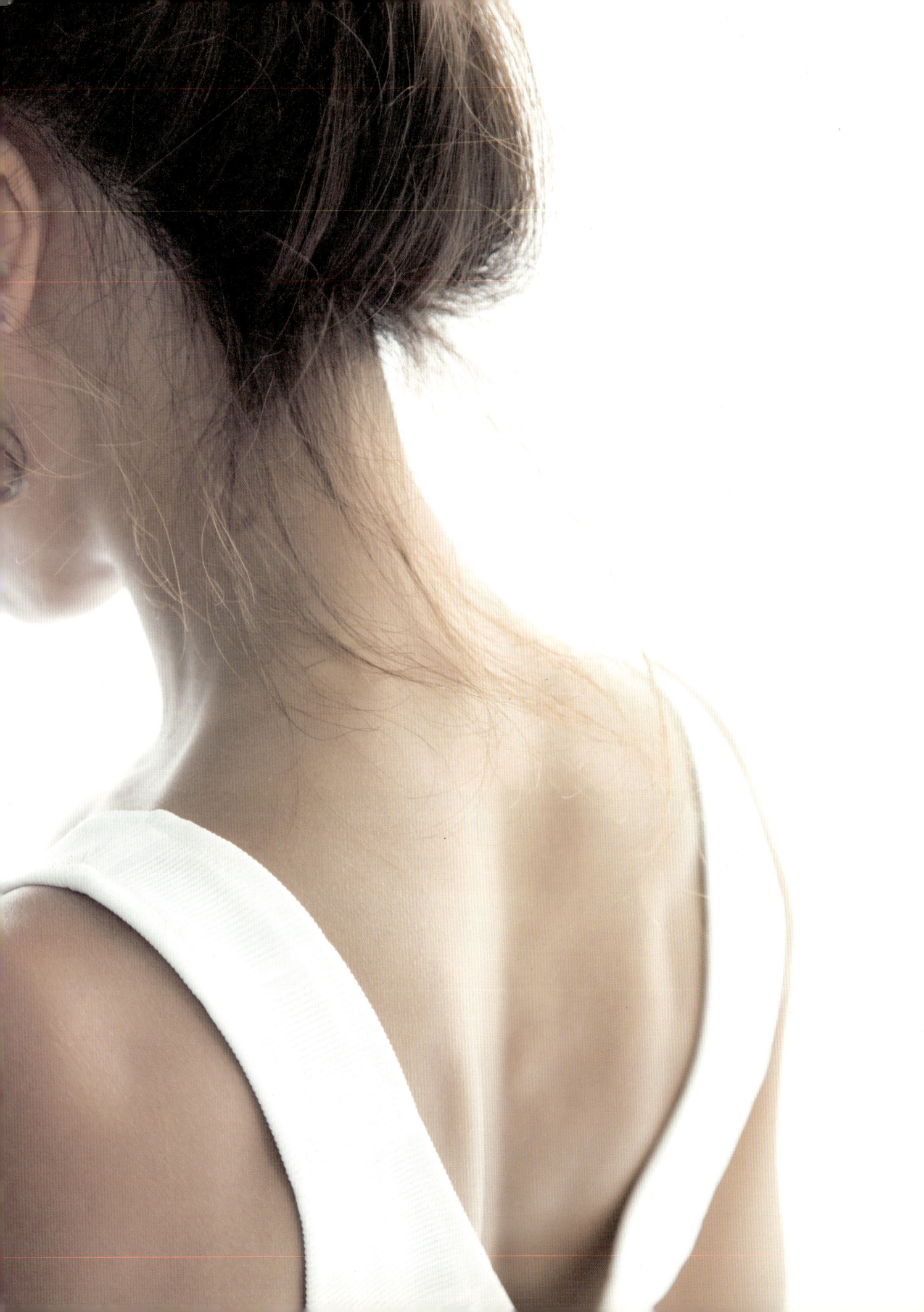

- ☑ 스마트폰 없이는 못 산다.
- ☑ 컴퓨터 앞에 하루 종일 앉아 있다.
- ☑ 거북목 증후군이 의심된다.
- ☑ 목이 뻣뻣하고 잘 돌아가지 않을 때가 많다.
- ☑ 목에서 어깨까지 통증이 있으며 두통이 잦다.

목 스트레칭

목은 자세가 나쁘거나 피곤할 때, 스트레스를 받을 때 가장 먼저 통증을 느끼는 부위다. 특히 스마트폰과 컴퓨터를 장시간 봐야 하는 회사원이나 책상 앞에 오래 앉아 있는 학생들의 경우 '거북목 증후군'이라 불리는 증상으로 고통을 호소한다.

마치 거북이처럼 목을 앞으로 쭉 뺀 듯 보이는 거북목 증후군은 뒷목과 어깨의 통증을 유발한다. 근육이 과도하게 긴장된 상태이기 때문에 책상 앞에 앉아 있지 않아도 통증이 계속되며, 두통도 생길 수 있다. 늘 크고 작은 통증이 수면 장애로 이어져 만성 피로를 호소하기도 한다.

Section 1

a neck :

거북목 증후군 자가 진단 방법
- ☐ 목을 뒤로 젖힐 때 아프고 뻣뻣한 느낌이 든다.
- ☐ 하루 중 앉아 있는 시간이 8시간 이상이다.
- ☐ 어깨와 등이 굽었다.
- ☐ 목과 어깨가 피로하고 무거운 느낌이 든다.
- ☐ 목과 어깨의 통증이 한 달 이상 지속된다.
- ☐ 거울 속 양쪽 귀의 높이가 다르다.

위의 증상 중 3가지 이상이 본인의 증상과 일치한다면 거북목 증후군을 의심해 볼 수 있다.

거북목 증후군을 완화하는 법
목의 앞쪽 근육들을 늘려주고, 뒷목의 근육에 힘을 키우는 스트레칭을 통해 완화할 수 있다. 컴퓨터 모니터를 아래로 내려다보지 않게, 시선과 모니터의 각도를 조절하는 것도 도움이 된다. 일하는 중간 중간 휴식을 취하고 목을 가볍게 움직여주는 것이 좋다.

누워서 머리 뒤로 젖히기

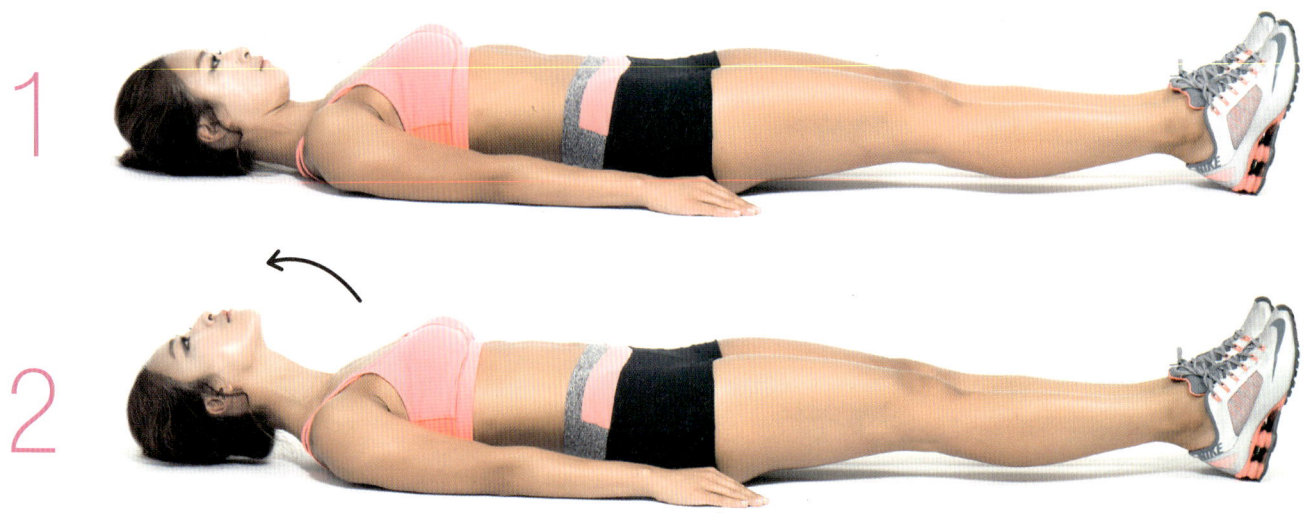

1 위를 보고 똑바로 눕는다.
2 턱을 위로 올리며 머리를 최대한 뒤로 젖힌다. 이 상태에서 뒤통수에 힘을 주어 바닥을 살짝 누른다. 이 동작을 20초 유지한다.

누워서 턱 아래로 내리기

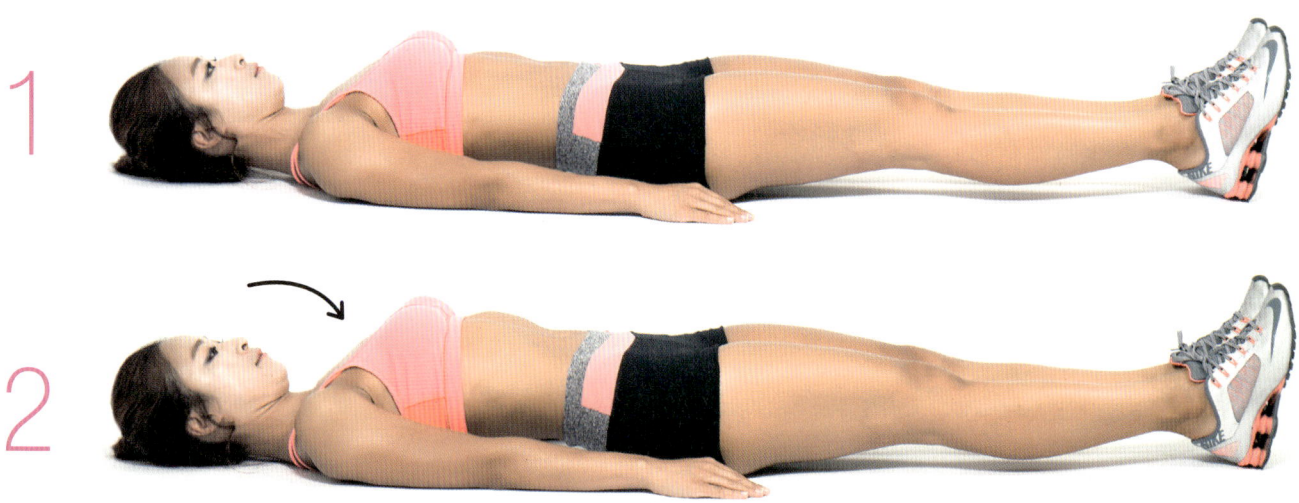

1 위를 보고 똑바로 눕는다.
2 뒤통수로 바닥을 살짝 누르며 턱을 아래로 내린다. 이 동작을 20초 유지한다.

엄지손가락으로 턱 들어 올리기

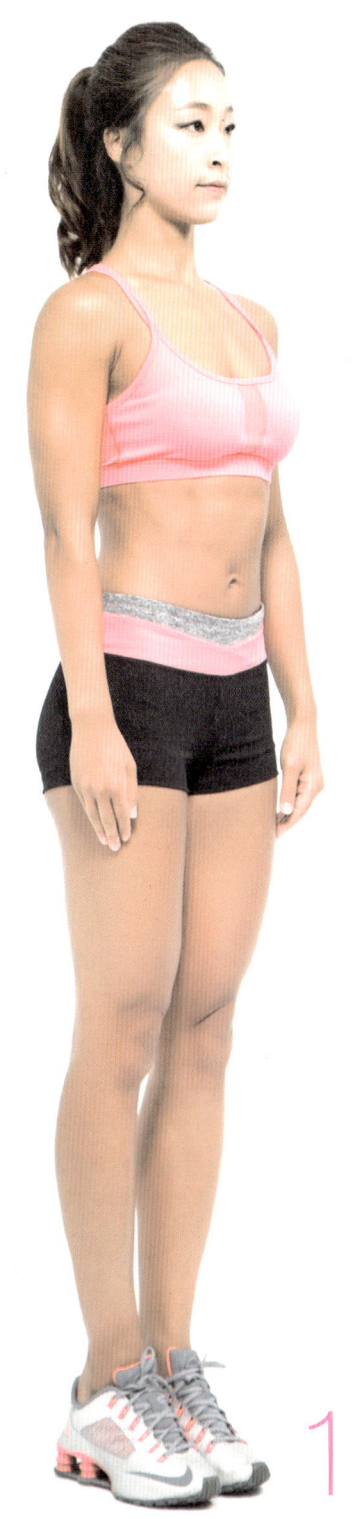

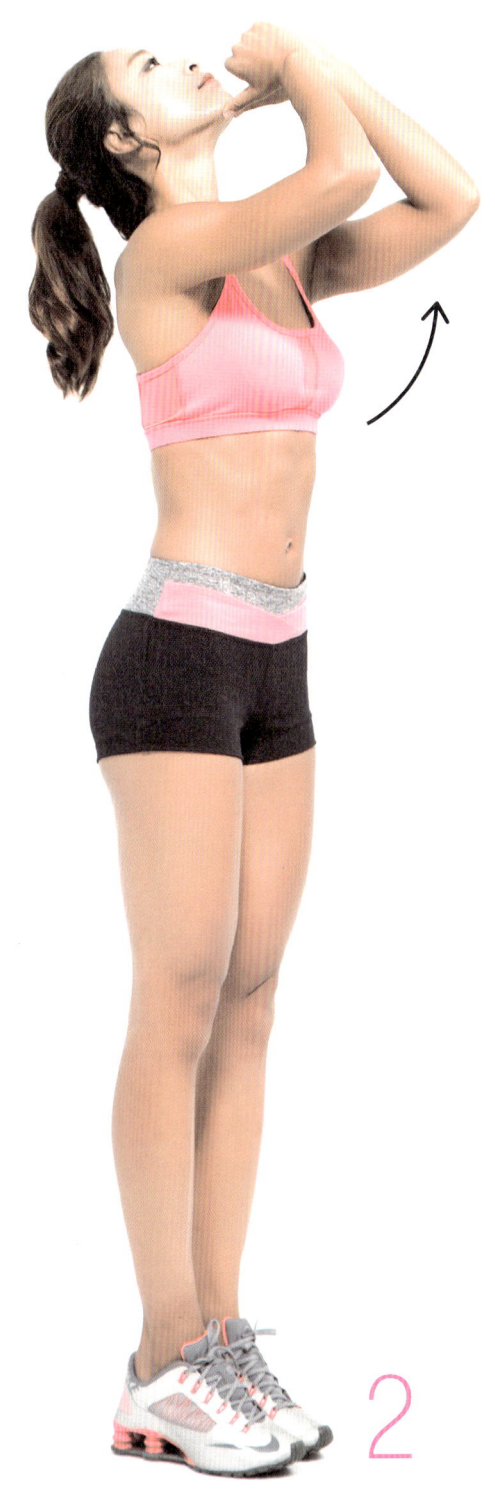

1 허리를 세우고 똑바로 선다.

2 양손 엄지손가락으로 턱을 위로 들어 올린다. 이 동작을 20초 유지한다.

양손으로 뒤통수 잡고 고개 숙이기

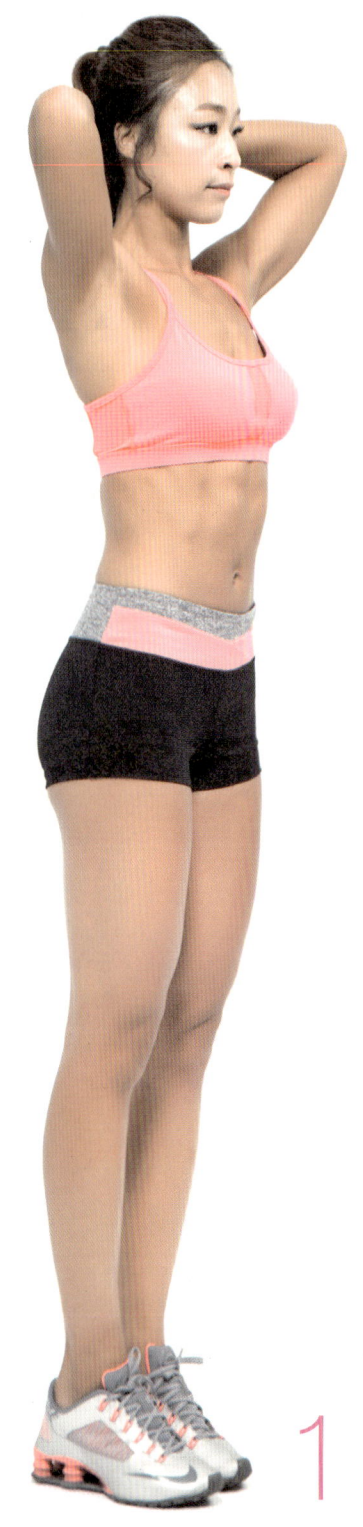

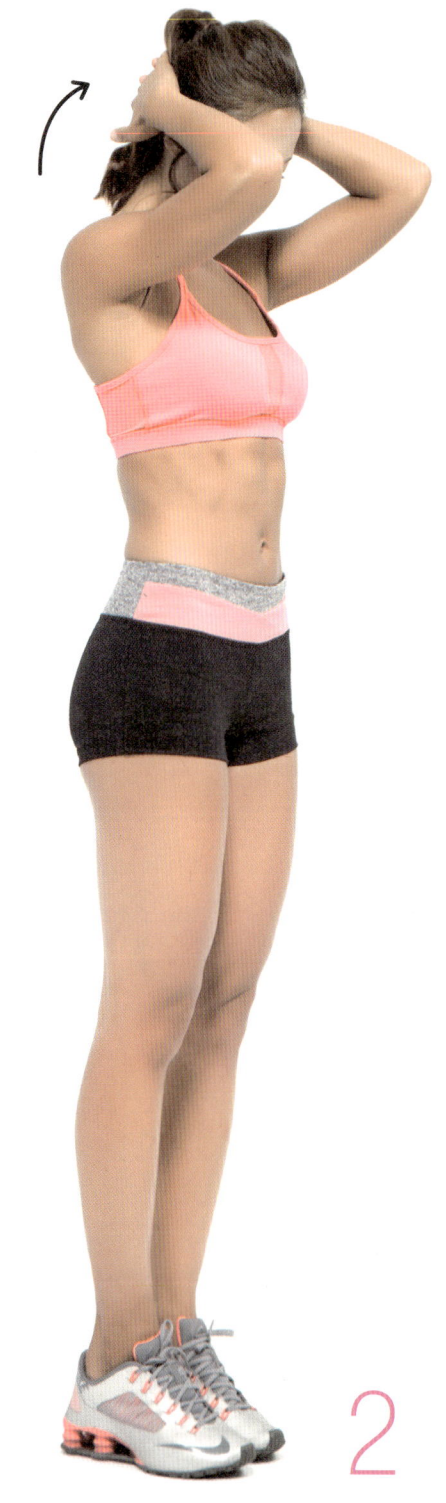

1 허리를 세우고 똑바로 선 후에 양손을 깍지 낀 뒤 뒤통수에 갖다 댄다.

2 고개를 아래로 숙이며 뒷목을 늘려준다. 이 동작을 20초 유지한다.

서서 턱 아래로 내리기

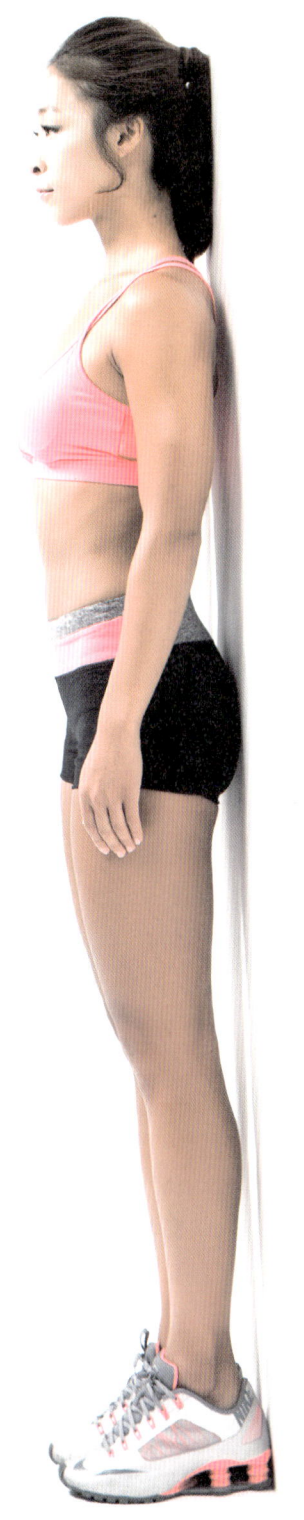
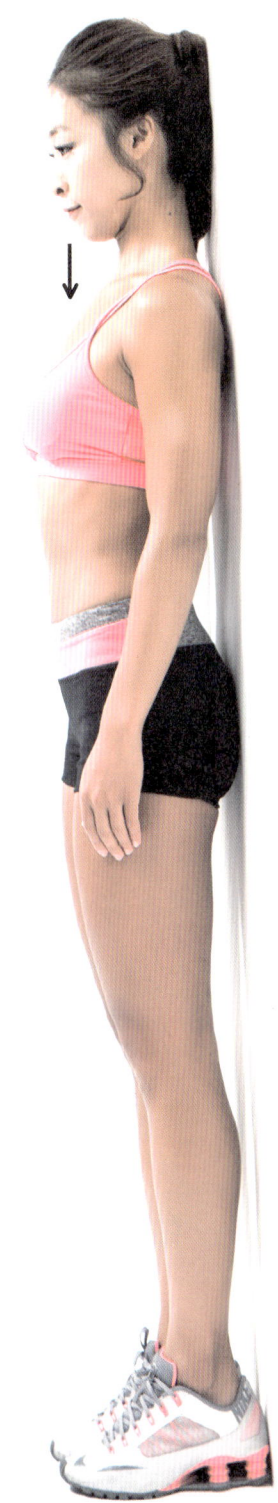

1 등 전체를 벽에 붙이고 똑바로 선다.

2 뒤통수로 벽을 밀면서 턱을 아래로 내린다. 이 동작을 20초 유지한다.

머리 기울여 목 늘이기

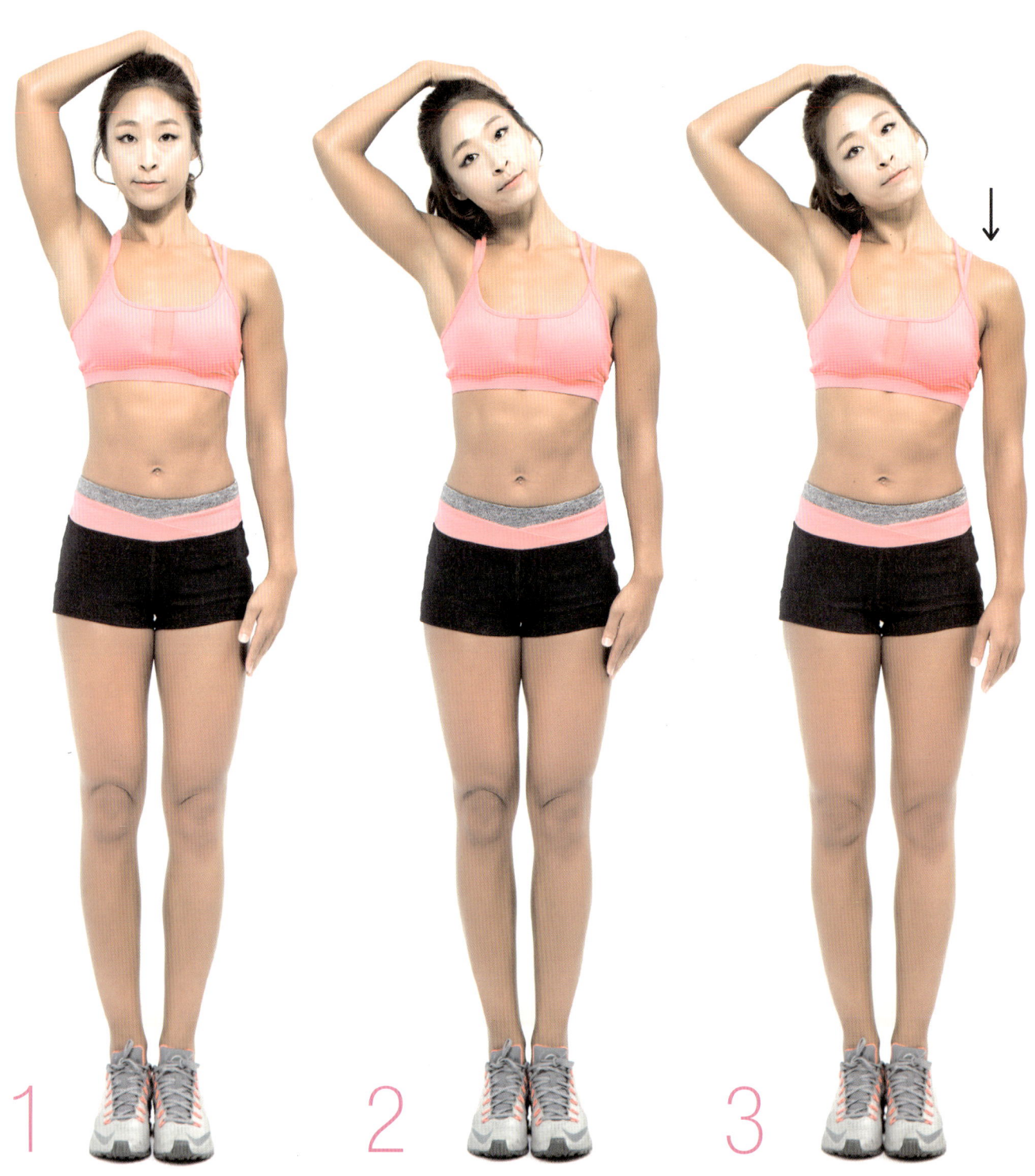

1 허리를 곧게 펴고 바르게 선다. 오른손을 들어 왼쪽 옆머리에 살짝 댄다.

2 고개를 오른쪽으로 45도 젖힌다.

3 왼쪽 어깨를 바닥 쪽으로 내린다. 이 동작을 20초 유지한다.

Point 머리를 과도하게 꺾어 스트레칭을 하면 경추에 과부하가 올 수 있으니 머리는 고정한 상태에서 어깨를 내릴 것.

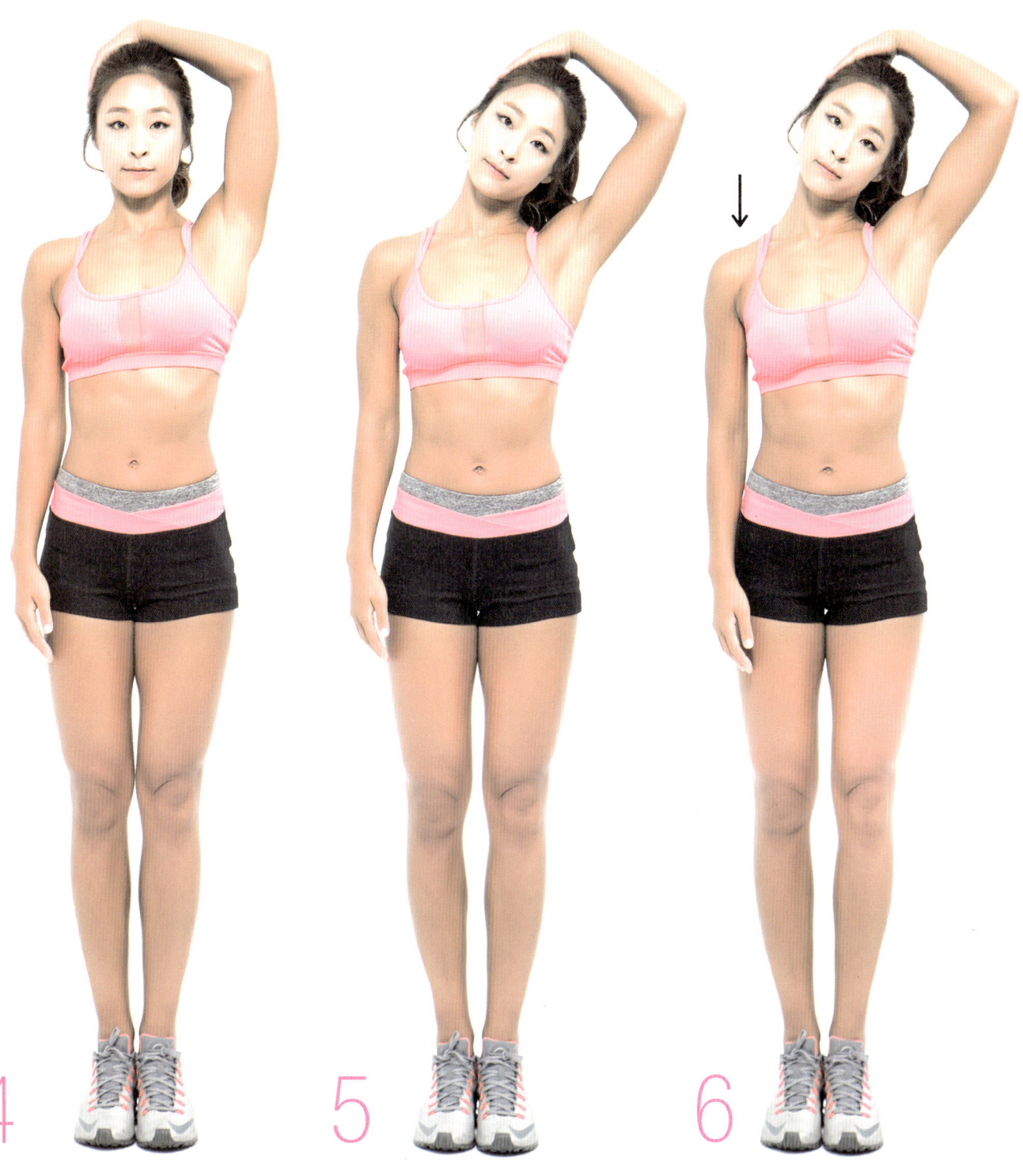

4 고개를 들고 오른손을 몸에 붙인 뒤 왼손을 오른쪽 옆머리에 가볍게 댄다.

5 고개를 왼쪽으로 45도 젖힌다.

6 오른쪽 어깨를 바닥 쪽으로 내린다. 이 동작을 20초 유지한다.

고개 양옆으로 돌리기

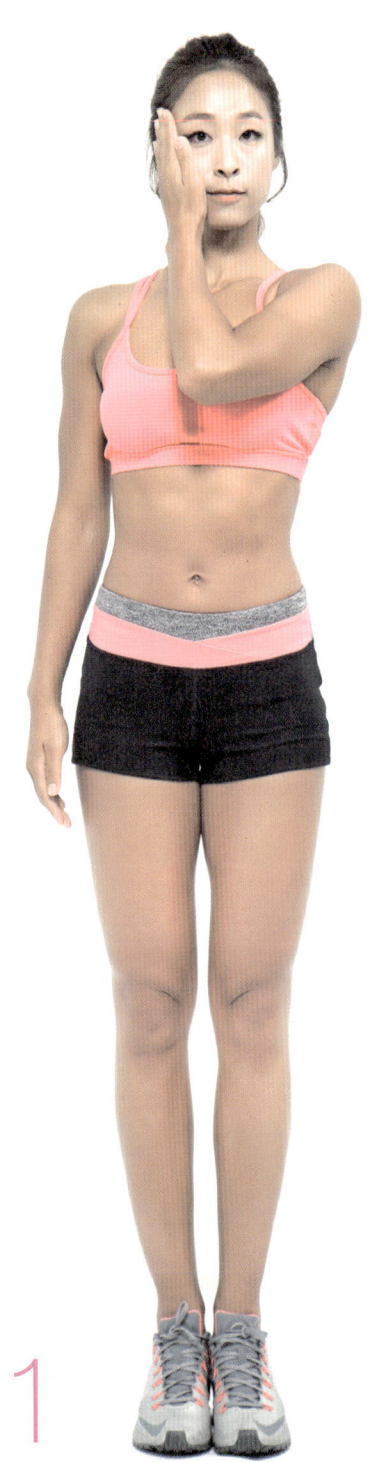

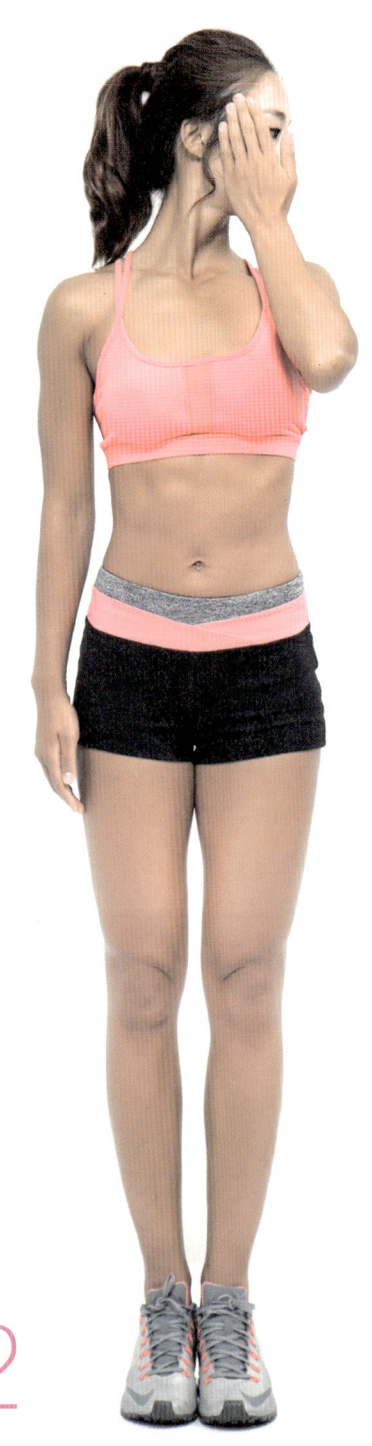

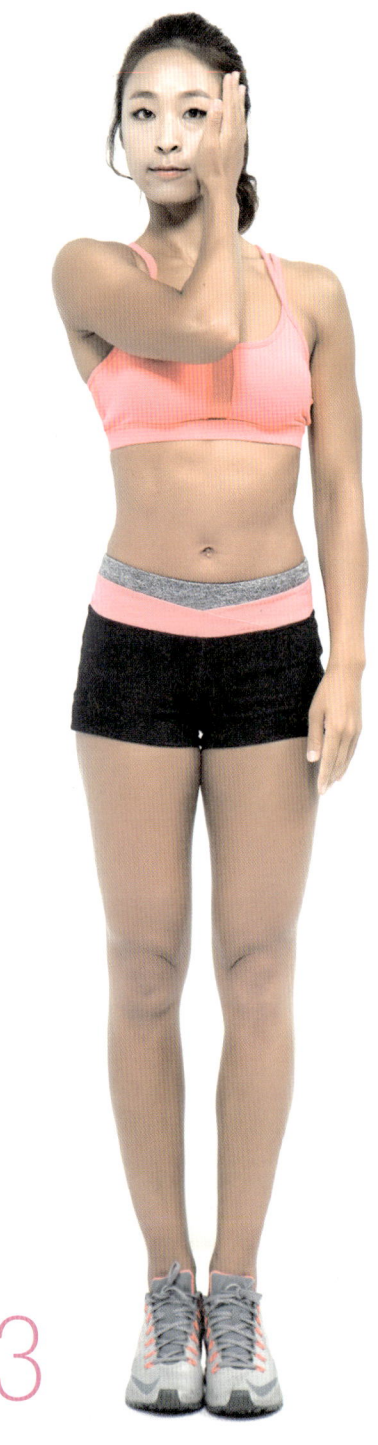

1 허리를 세우고 바르게 선 뒤 왼손을 오른쪽 뺨에 댄다.

2 왼쪽으로 고개를 돌린 뒤 20초 정도 유지한다.

3 차렷 자세로 돌아온 다음 오른손을 왼쪽 뺨에 댄다.

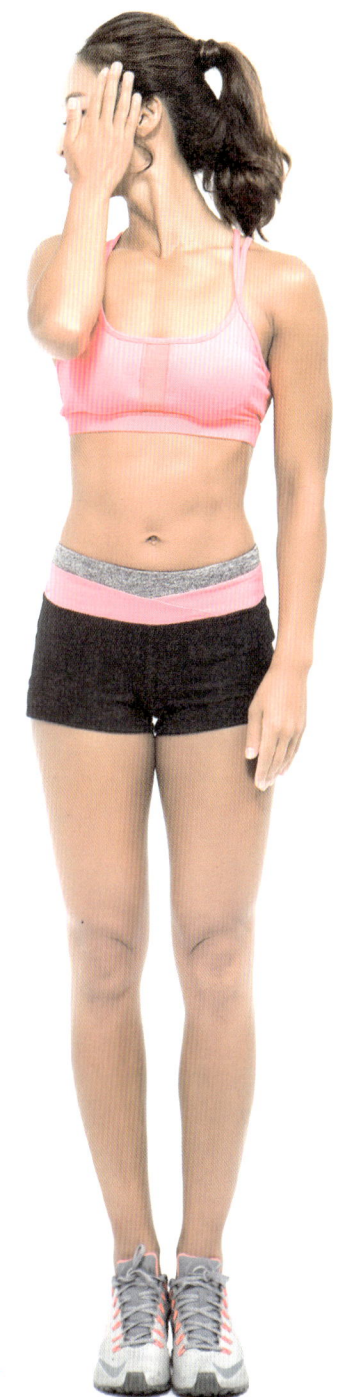

Plus Tip

경직된 목을 풀어주는 [흉쇄유돌근] 마사지

턱을 살짝 들거나 고개를 좌우로 돌릴 경우 귀 아래쪽부터 쇄골까지 이어지는 굵은 근육 두개가 도드라진다. 이것이 흉쇄유돌근이다. 이 근육이 긴장되고 뭉치면 두통, 신경통, 현기증과 같은 증상이 나타나며 거북목 증후군에도 영향을 미친다. 틈날 때마다 양손의 엄지와 검지로 양쪽의 흉쇄유돌근을 잡고 30초 정도 주물러주자. 귀 아래부터 쇄골까지 눌러주듯 꼼꼼히 마사지하는 습관은 흉쇄유돌근의 긴장을 완화해 경직된 목을 풀어주고 림프나 혈액 순환을 좋게 하기 때문에 목 건강뿐 아니라 맑은 피부에도 도움을 줄 수 있다.

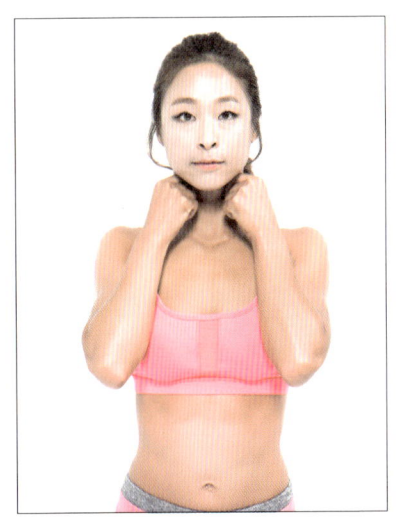 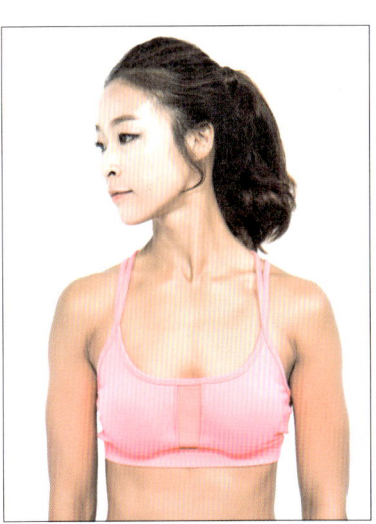

4 오른쪽으로 고개를 돌린 뒤에 20초 정도 유지한다.

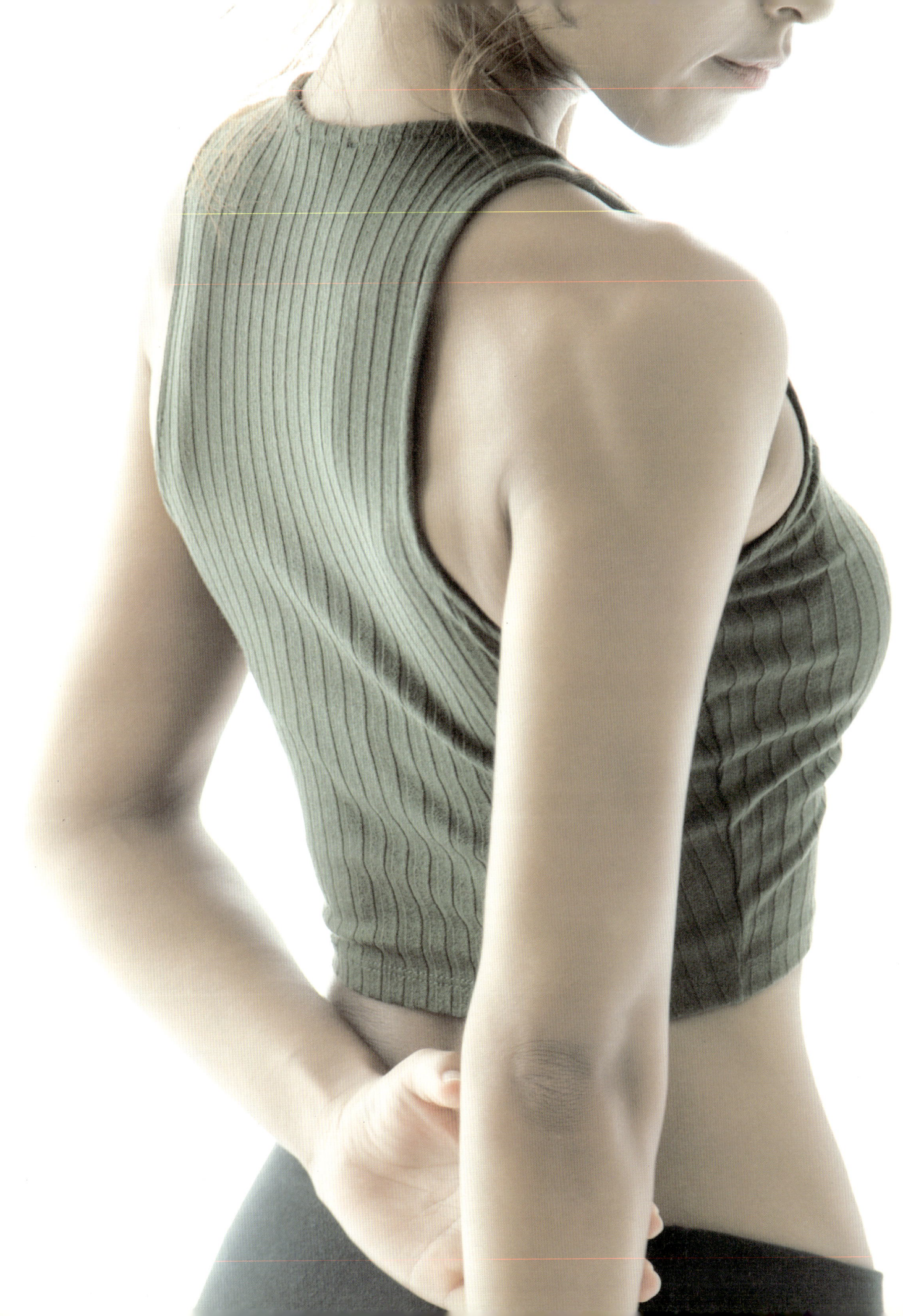

- ☑ 자세가 늘 굽어 있는 편이다.
- ☑ 평상시 어깨 통증이 잦다.
- ☑ 어깨 근육이 뭉쳐 있는 느낌이 든다.

어깨 스트레칭

거북목 증후군과 같이 현대인들에게 나타나기 쉬운 증상이 있다. 바로 어깨가 앞으로 굽는 '라운드 숄더' 증상이다. 하루 종일 책상 앞에 앉아 있는 학생이나 직장인들의 경우 사실 오랜 시간 허리와 어깨를 꼿꼿하게 편 '바른 자세'를 유지하는 것은 거의 불가능하다.

그러다 보니 구부정한 자세가 되기 쉬운데 이때 목을 쭉 뺀 거북목 증후군과 함께, 어깨가 둥글게 앞으로 말리듯 C자로 굽어지는 라운드 숄더가 나타난다. 어깨가 안쪽으로 굽으니 당연히 어깨가 좁아 보이고, 어깨가 늘 긴장해 있는 상태라서 통증이나 결림, 근육 뭉침과 같은 불편함을 느끼게 된다.

Section 2
the shoulder :

라운드 숄더 자가 진단

어깨가 말려 있는 경우라면 똑바로 선 상태에서 '만세' 자세를 취하기가 힘들다. 팔이 수직으로 잘 올라가지 않거나 팔을 들었을 때 몸이 뒤로 기울고 배가 앞으로 나온다면 라운드 숄더를 의심해 볼 수 있다.

그렇다면 어떻게 라운드 숄더를 진단할 수 있을까? 가장 손쉬운 방법은 평소 서 있는 것처럼 손과 어깨에 힘을 풀고, 자연스러운 자세로 전신거울 앞에 선다. 이때 양손의 엄지손가락이 허벅지 옆에 있지 않고 몸 안쪽으로 들어와 있으면 어깨가 굽은 상태라고 볼 수 있다. 하지만 자가 진단으로는 정확한 진단이 불가능하니 평소 자세가 나쁘거나 어깨 통증이 있다면 병원이나 전문가와 상담해 볼 것.

라운드 숄더를 완화하는 방법

스트레칭과 마사지를 통해 굳거나 뭉쳐 있는 가슴 근육을 풀어주고, 등 근육에 힘을 키운다.

벽 등지고 서서 양팔 뒤로 뻗기

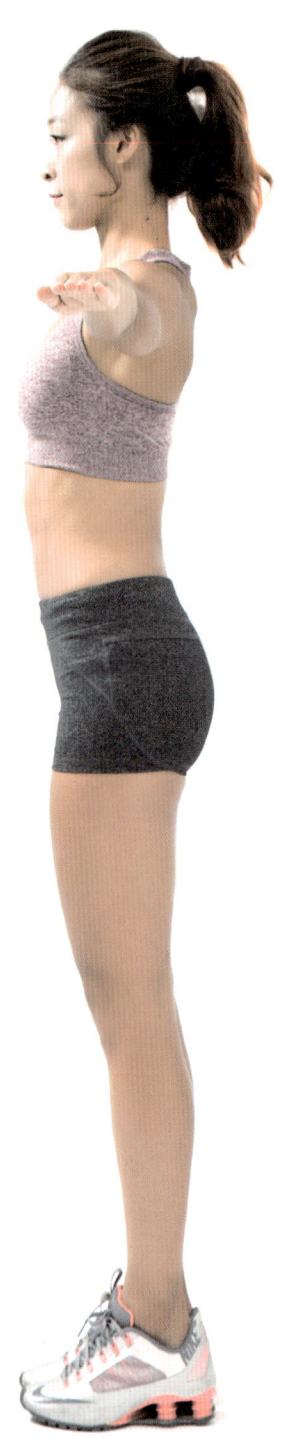

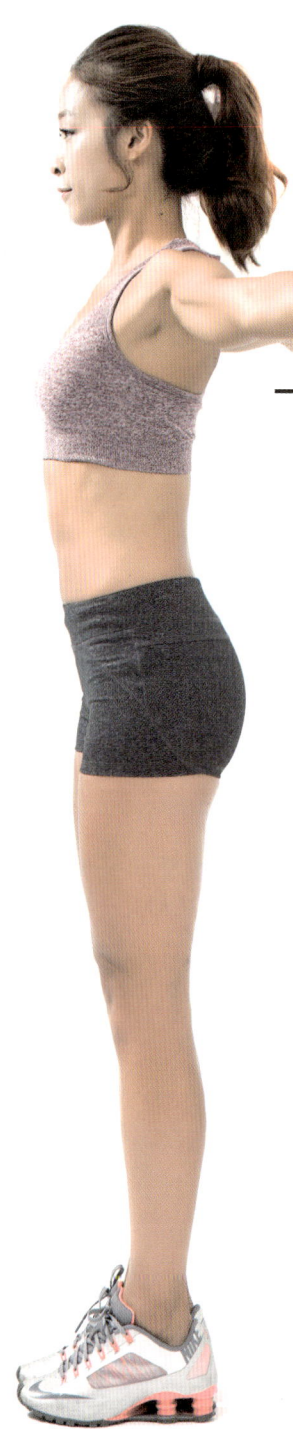

point

이 동작을 실시할 때는 어깨가 귀 쪽으로 올라가지 않도록 어깨를 바닥으로 내린다는 느낌으로 실시할 것. 어깨에 힘을 주면 승모근이 긴장하고 뭉칠 수 있기 때문이다.

1 벽과 30cm 정도의 간격을 두고 등지고 선다. 양쪽 팔을 어깨 높이까지 올려 바닥과 수평이 되도록 한다.

2 들어 올린 양팔을 뒤쪽으로 쭉 뻗은 다음, 손끝이 벽에 닿도록 한다. 이 동작을 20초 유지한다.

네발 자세에서 가슴 내려 누르기

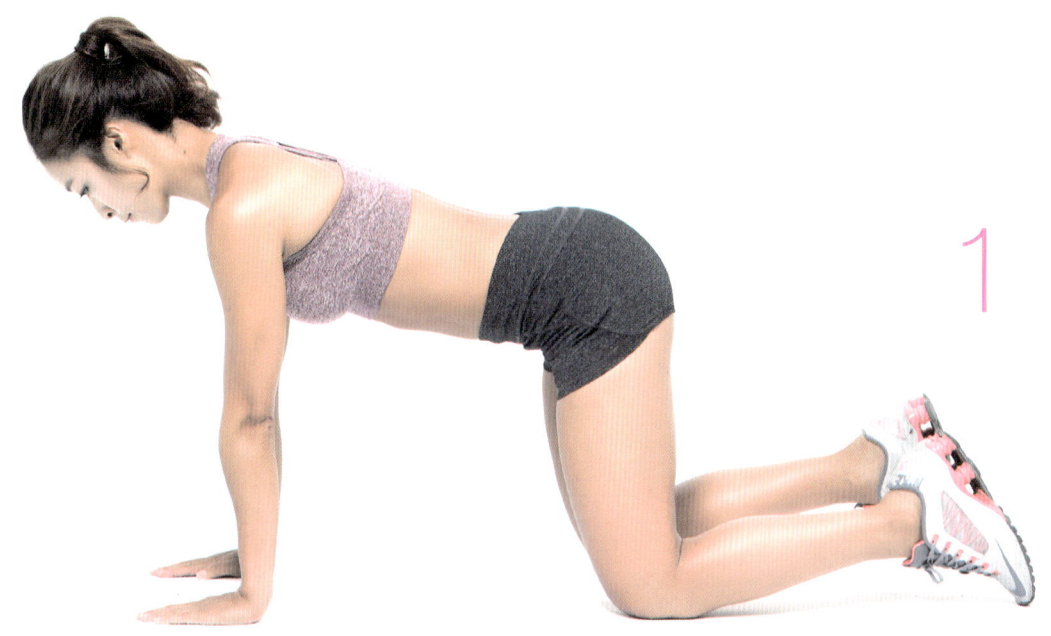

1 양 무릎과 양손, 양발을 바닥에 대고 네발 자세를 취한다.

point

가슴이 바닥에 꼭 닿지 않아도 되니, 무리하지 말고 가능한 범위까지만 실시한다.

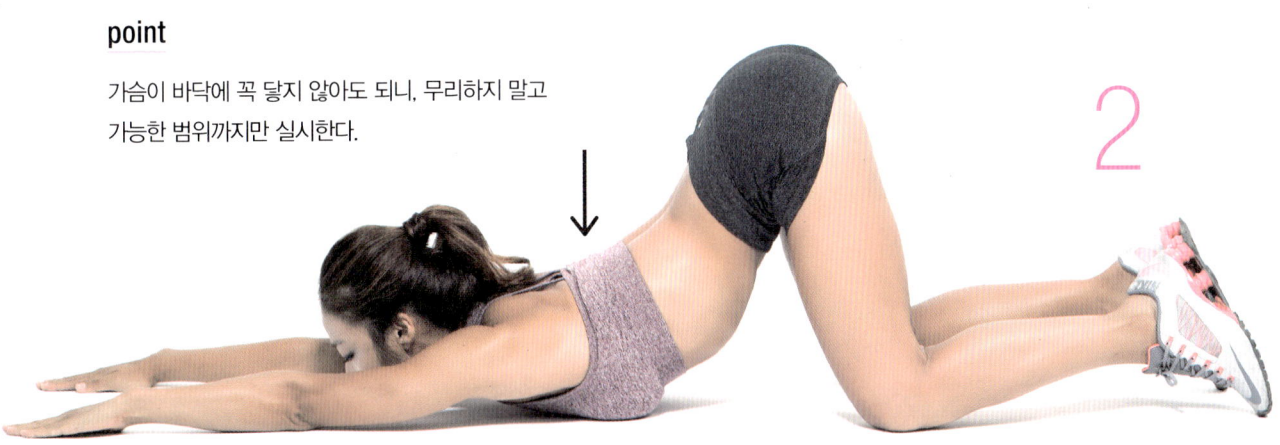

2 팔을 바닥 앞쪽으로 쭉 뻗으며 가슴을 바닥으로 누르듯 내린다. 이 동작을 20초 유지한다.

벽 밀어 가슴 펴기

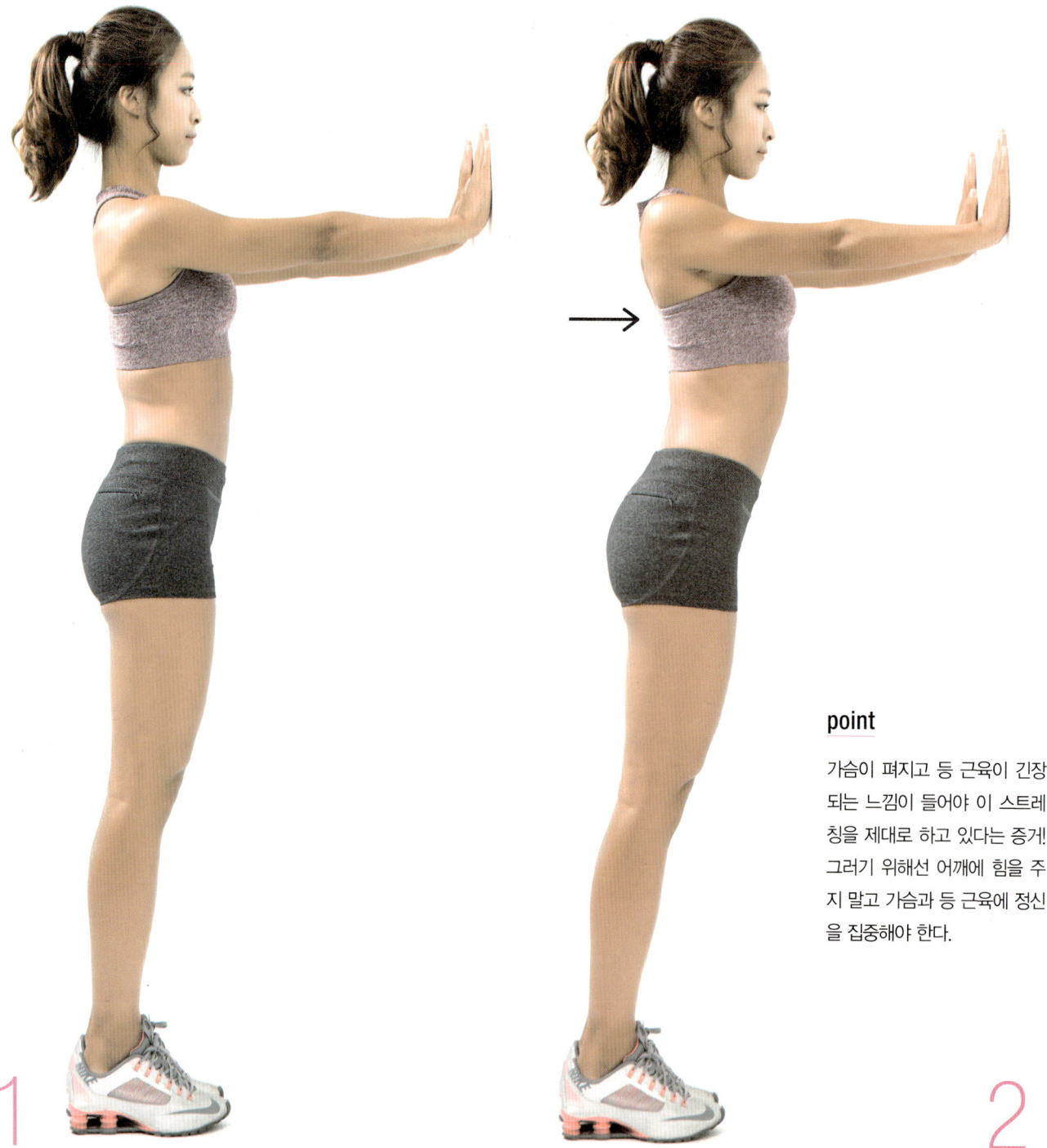

point

가슴이 펴지고 등 근육이 긴장되는 느낌이 들어야 이 스트레칭을 제대로 하고 있다는 증거! 그러기 위해선 어깨에 힘을 주지 말고 가슴과 등 근육에 정신을 집중해야 한다.

1 벽과 마주보고 선 뒤 팔을 쭉 뻗어 벽에 손바닥을 맞댄다.

2 어깨에 힘을 주지 말고 팔은 고정한 채 몸을 벽 쪽으로 민다. 이 동작을 20초 유지한다.

양팔 직각으로 접어 뒤로 젖히기

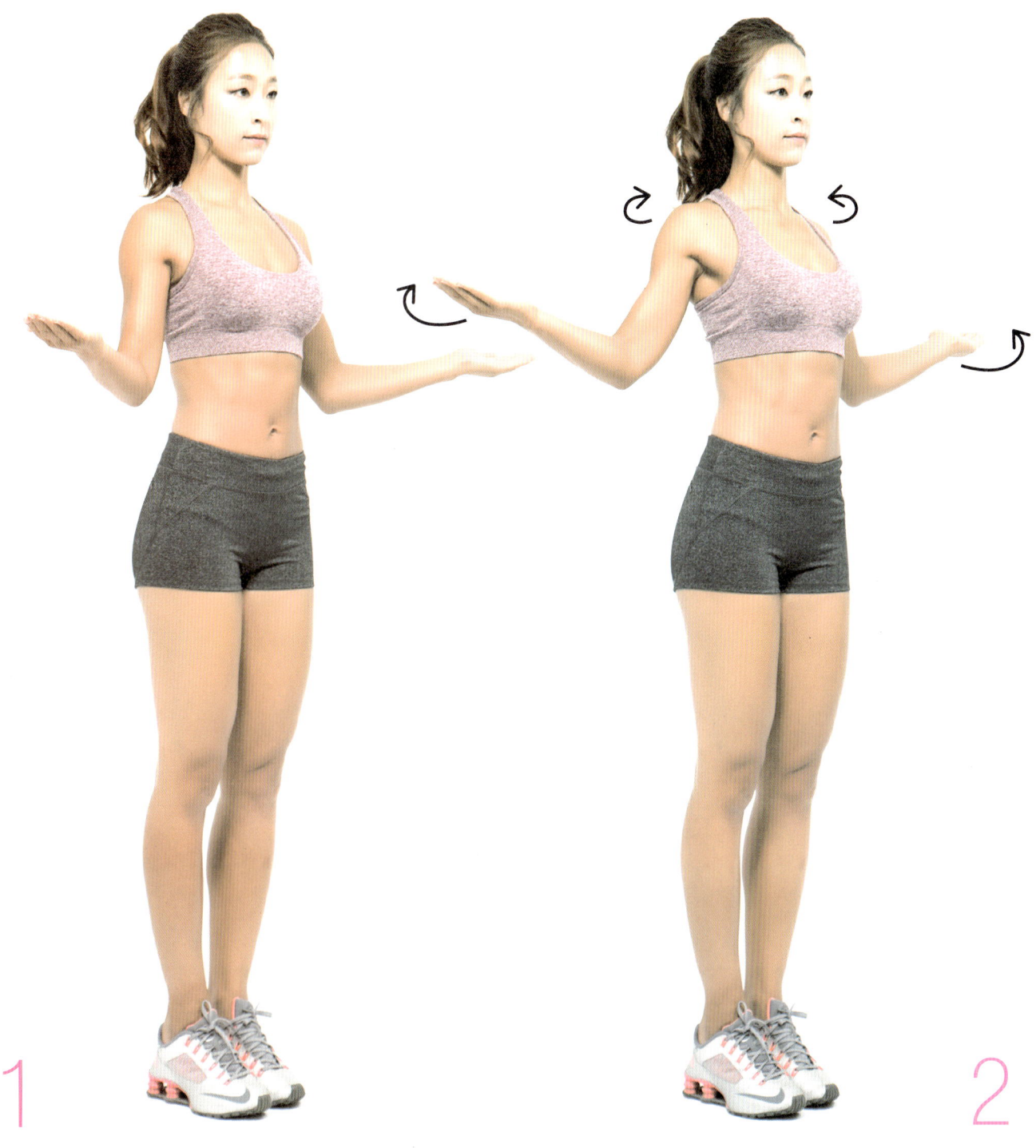

1 바르게 선 뒤 양팔을 직각으로 접고 손바닥은 위로 향하게 한다.

2 어깨와 팔의 각도는 그대로 유지한 상태로 양손을 등 쪽으로 젖히며 가슴을 편다. 이 동작을 20초 유지한다.

벽에 한쪽 팔 올려 가슴 밀기

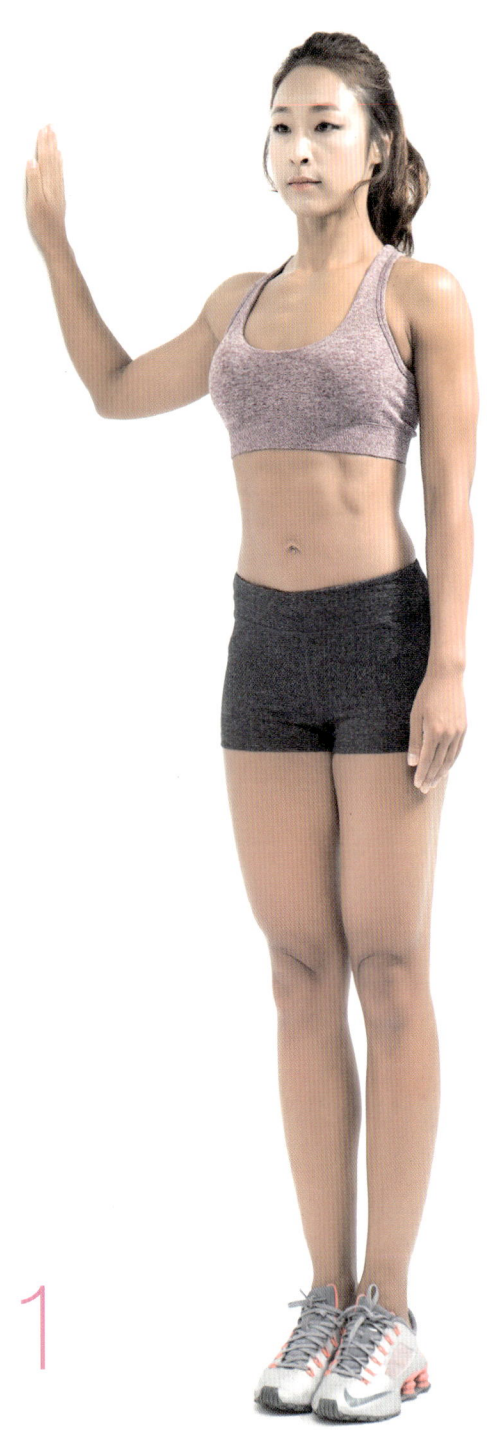

1 벽을 오른편에 두고 선다. 오른팔을 접어 올린 뒤 손바닥을 얼굴과 같은 높이의 벽에 고정한다.

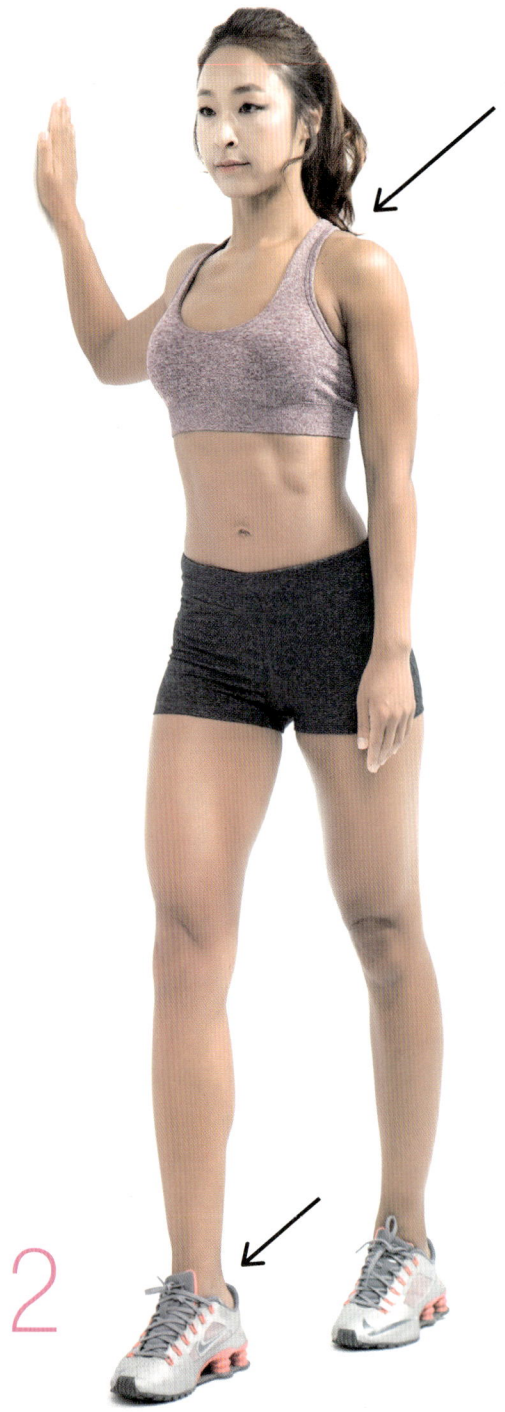

2 오른발을 앞으로 내딛으며 가슴을 앞쪽으로 민다. 이 동작을 20초 유지한다.

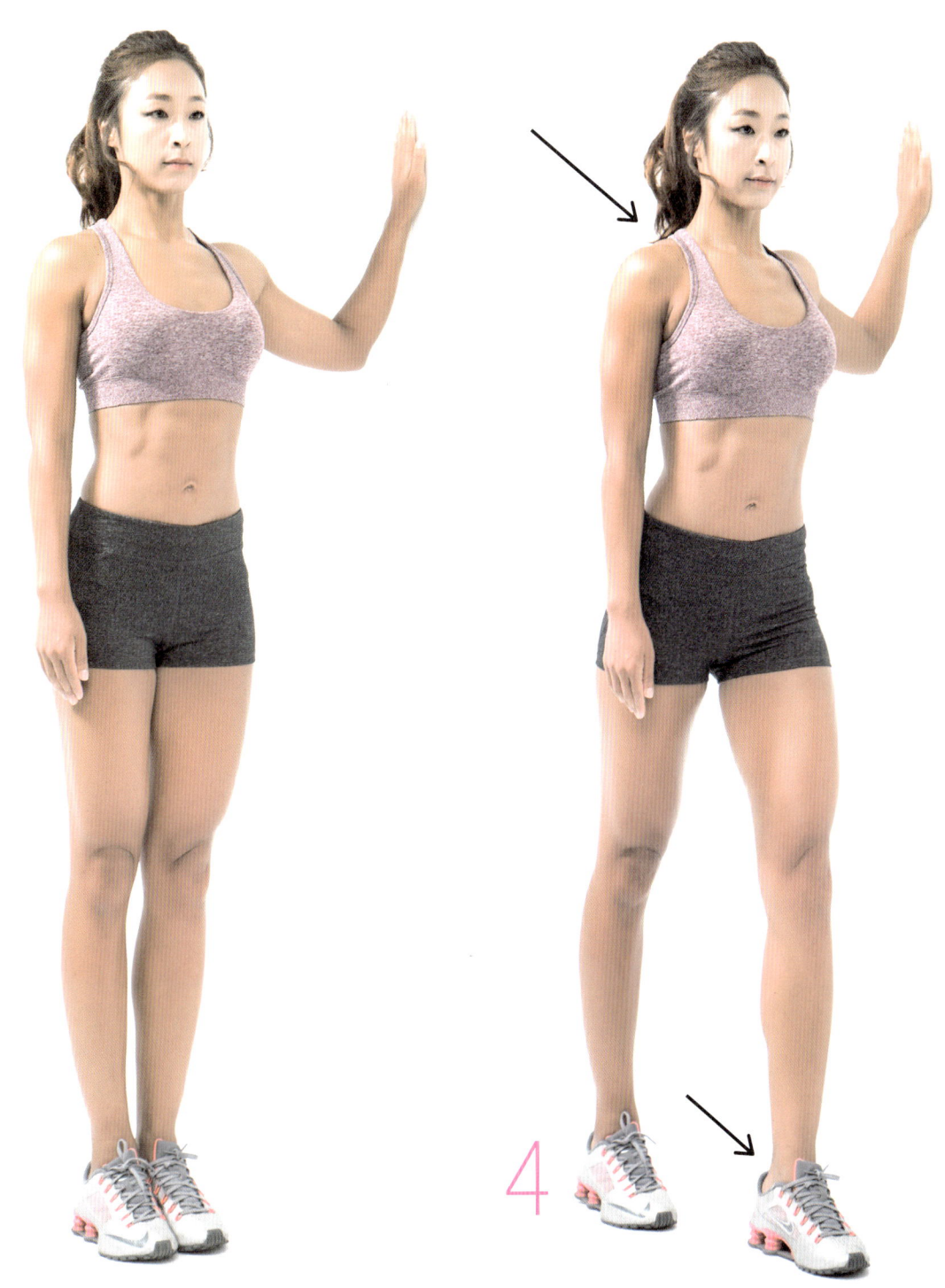

3 벽을 왼편에 두고 선다. 왼팔을 접어 올려 손바닥을 얼굴과 같은 높이의 벽에 고정한다.

4 왼발을 앞으로 내딛으며 가슴을 앞쪽으로 민다. 이 동작을 20초 유지한다.

엎드려 양팔 위로 들어 올리기

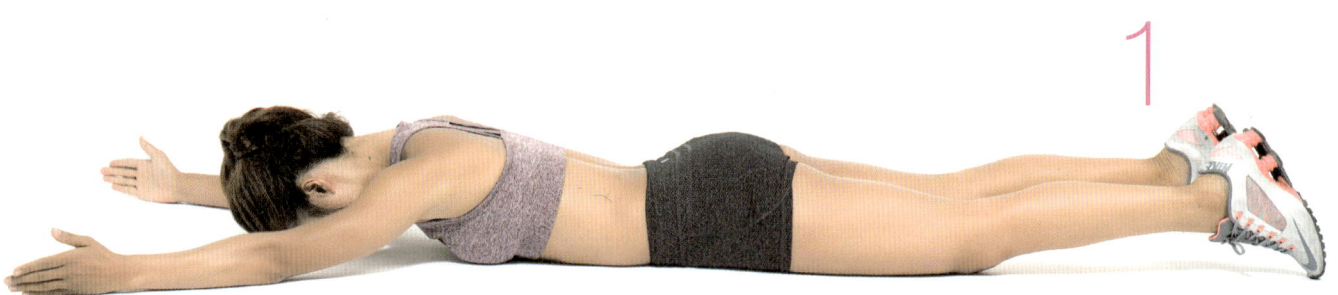

1 이마를 바닥에 대고 편하게 엎드린 뒤 양팔을 앞으로 쭉 편다.

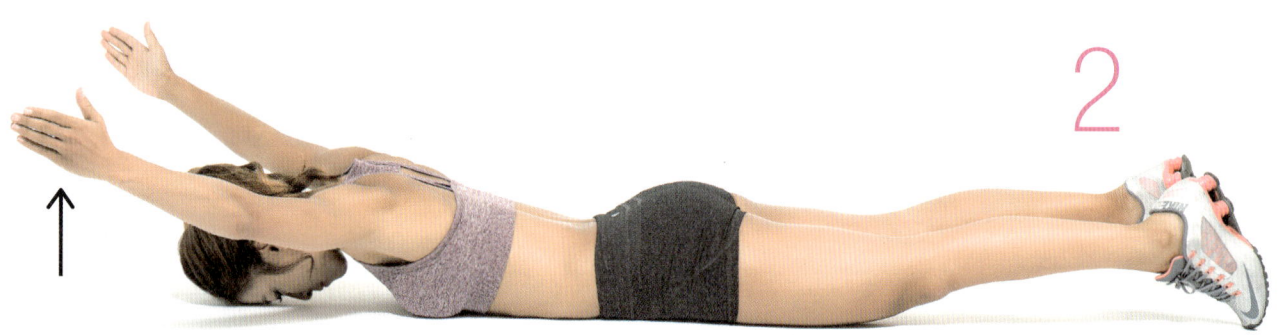

2 양손이 수직으로 하늘을 향하도록 위로 들어 올린다. 이 동작을 20초 유지한다.

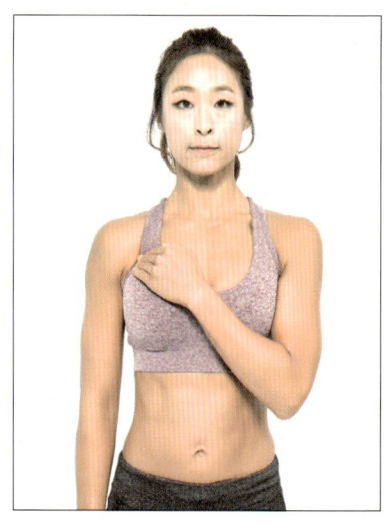

Plus Tip

어깨의 긴장을 완화하는 마사지

가슴과 어깨 사이의 근육은 군살이나 노폐물이 쌓이기 쉬운 부위다. 양쪽 겨드랑이 위에 위치한 가슴과 어깨의 경계 부위를 손끝으로 30초 정도 마사지 하면 어깨의 긴장이 풀리고, 혈액 순환이 좋아지는 효과를 기대할 수 있다.

스트레칭에 대한 몇 가지 궁금증과 해답

Q 엉뚱한 게 좀 궁금해서 묻고 싶습니다. O자 다리가 고민인 제가 만일 X자 다리를 위한 스트레칭을 하면 다리가 더 심한 O자로 휘는 건가요?

A 그렇지 않습니다. 독자들의 편의를 위해 허리와 다리 스트레칭의 경우, 고민에 맞춰서 동작을 나누기는 했지만 증상에 맞는 동작만 실시해야 하는 것은 아닙니다. 모든 동작들이 몸의 균형을 맞춰주는 데 도움을 주기 때문에 어떤 동작이든 자유롭게 실시하면 몸의 유연성을 키울 수 있습니다. 또한 탄탄한 몸을 만드는 데에 도움을 받을 수 있습니다. 단, 뚜렷한 고민 부위가 있을 경우에는 그 부분에 집중해 스트레칭을 하면 효과가 더욱 좋겠지요.

Q 스트레칭 효과를 보려면 얼마 동안이나 해야 하는지 궁금합니다.

A 스트레칭은 절대로 강도 높은 운동이 아닙니다. 그렇기 때문에 스트레칭으로 빠른 체중 감량 효과나 드라마틱한 몸의 변화를 기대한다면 실망하실 수 있습니다. 하지만 매일 꾸준히 습관처럼 실시하게 되면 빠르게는 1~2주 안에 몸의 라인이 정돈되는 느낌을 받을 수 있습니다. 이보다 더 분명한 체형 변화로 이어지려면 3개월 이상 실시해야 합니다. 근육은 매일 사용하지 않으면 쉽게 퇴화되고, 유연성도 떨어집니다. 스트레칭은 매일 습관처럼 실시하세요. 하루에 5~10분, 내 몸을 위해 투자하는 것은 그리 어렵지 않으니까요!

Q 책 속 스트레칭을 운동 전 준비운동에 활용해도 되나요?

A 운동 전후의 스트레칭은 각각 다른 방법으로 진행되어야 합니다. 운동 전에는 몸을 가볍게 움직이면서 체온을 높이고, 근육을 유연하게 만들어주는 동적 스트레칭을 해주는 것이 운동 시의 부상을 예방하는 것에 도움이 됩니다. 책 속 스트레칭은 동적 스트레칭이 아닌 정적 스트레칭이기 때문에 운동 후에 해주면 더욱 좋습니다. 피로도가 높아진 근육을 풀어주는 데 도움이 될 것입니다.

Q 책 속의 스트레칭은 어느 정도의 강도로 실시하면 되나요?

A 근육이 팽팽해져서 시원하게 늘어나는 느낌이 드는 정도가 적당합니다. 통증이 심하게 느껴질수록 스트레칭 효과가 더 크다고 생각하기 쉽지만, 너무 무리하게 되면 오히려 근육이 손상되어 며칠 동안 생활하는 데 불편함을 느낄 수 있거든요. 기분 좋은 정도의 자극이 느껴질 때 정지 동작을 하고 20초 기다리기! 잊지 마세요.

Q 같은 동작을 여러 번 반복해도 되나요?

A 그럼요. 평소 통증이나 불편함이 느껴지는 부위가 있다면 이 책에서 소개하는 해당 부위의 스트레칭을 2~5회 정도 반복해도 좋습니다.

Q 정말 스트레칭만으로도 운동 효과가 있나요?

A 운동 전후에 실시하는 워밍업이나 마무리 동작 정도로 생각하기 쉽지만, 스트레칭은 우리 몸의 신진대사를 원활하게 하고, 근육을 건강하게 만드는 뛰어난 운동 방법입니다. 게다가 근육량이 적거나 유연성이 떨어지는 사람들도 쉽게 시작할 수 있는 운동이기 때문에 여성들에게 특히 권하고 싶습니다. 꾸준히 실시하면 건강하게 몸매를 다듬을 수 있고, 몸매에 균형이 잡히면서 각종 통증이나 컨디션 완화에도 확실히 도움이 됩니다. 가능하다면 관심 있는 부위의 스트레칭만 실시하기보다는 전신 근육을 골고루 발달시킬 수 있도록 대부분의 동작을 모두 따라 해보세요. 시간이 없다면 마지막 섹션인 전신 스트레칭 페이지만 꾸준히 따라 해도, 몸이 한결 가벼워지고 컨디션이 좋아질 것입니다.

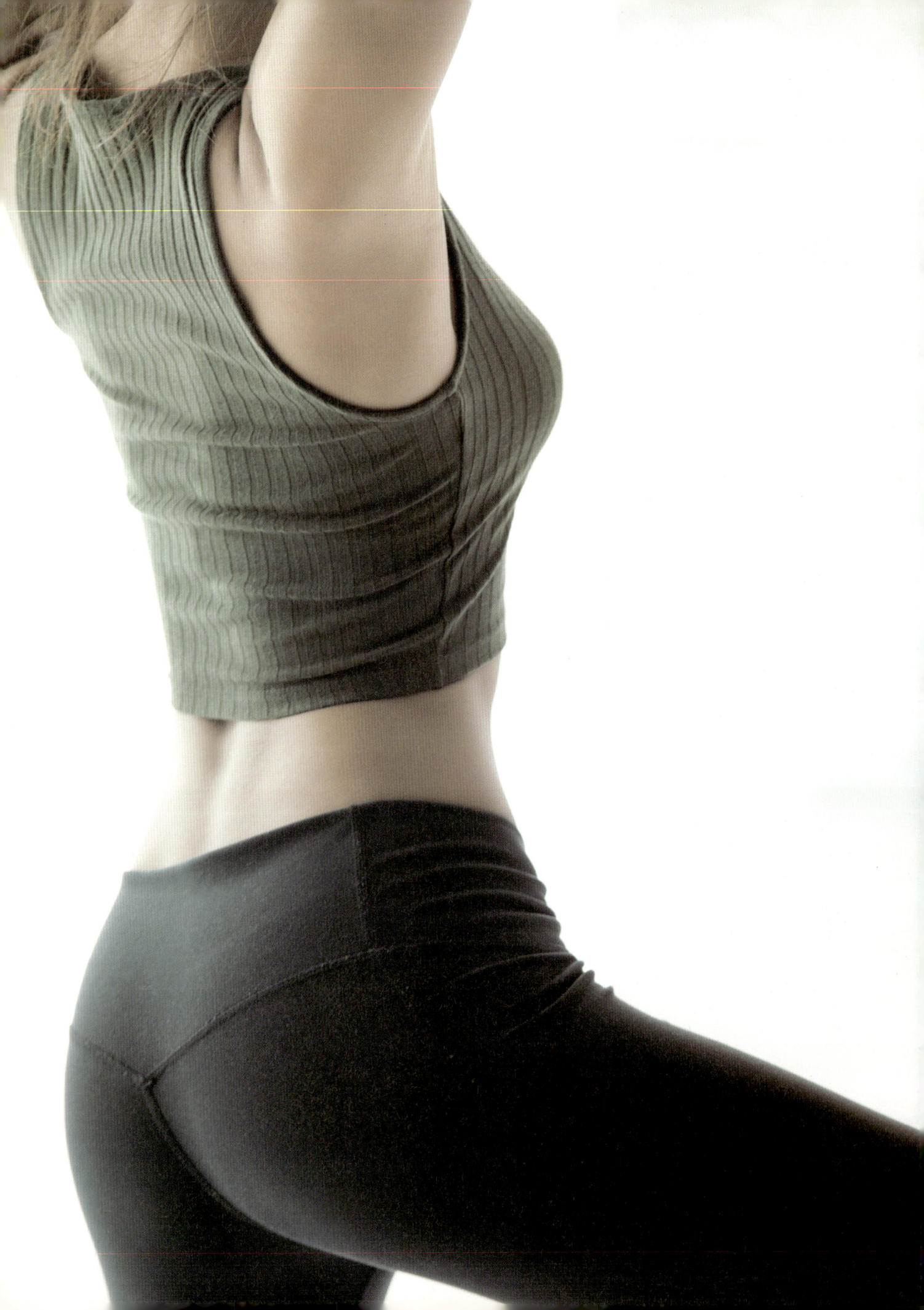

> ☑ 잘록한 허리 라인을 만들고 싶다.
> ☑ 만성적인 허리 통증이 있다.
> ☑ 거울을 보면 양쪽 어깨 높이나 다리 길이가 다르다.
> ☑ 양쪽 골반 높이가 다르다.
>
> ## 허리 스트레칭

Section 3

the waist :

정상적인 척추는 정면에서 보았을 때 일직선이며, 옆에서 보았을 때는 S자 곡선 형태로 되어 있다. 경추라 불리는 목 부분의 척추는 몸의 앞쪽으로 나와 있는 곡선, 흉추라 불리는 가슴 부분의 척추는 등 쪽, 다시 말해 뒤로 휘어지는 곡선이다. 요추라 불리는 허리 부분의 곡선은 다시 앞쪽으로 휘어져 있는 것이 지극히 정상적인 척추 형태다. 하지만 생활 습관이나 잘못된 자세로 인해 척추 형태는 변형되기 쉽다.

척추전만증

척추의 변형은 크게 세 가지로 구분할 수 있다.

첫째는 요추가 과도하게 앞으로 튀어나온 척추전만증이다. 옆에서 보면 상체를 뒤로 젖힌 것처럼 보일 수 있으며, 엉덩이가 눈에 띄게 튀어 나와 있다. 척추전만증 원인에는 크게 3가지가 있는데, 복부 비만, 임신, 하이힐이다.

이런 요인들로 인해 상체를 젖힌 채 오래 생활하면 허리뼈 곡선이 과도하게 굽기 쉽다. 요추가 심하게 휘어지면, 허리 쪽 근육들이 긴장되어 굳어 있으며, 복부 근육들은 필요 이상으로 늘어나고 약해져 있는 경우가 대부분. 이러한 불균형을 해소하기 위해선 허리 근육은 늘리고, 복부 근육을 강화해서 허리뼈 주변 근육이 바르게 자리 잡도록 해야 한다.

척추후만증

척추후만증은 말 그대로 앞쪽으로 완만하게 굽어 있는 요추의 곡선이 일자가 되거나 반대로 등 쪽으로 굽은 상태를 말한다. 옆에서 보면 굽은 등, 일자 허리의 모습으로 나타나는 척추후만증은 노화로 발생하기도 하며, 학생이나 회사원처럼 책상 앞에 오래 앉아 있는 사람에게서도 쉽게 발견된다. 허리를 굽히고 공부하거나 책상에 자주 엎드리는 경우, 의자 끝에 누운 듯이 걸터앉는 경우엔 척추후만증이 나타나기 쉽다.

척추가 휘어져 있는 이유는 직립 보행을 할 때 충격을 덜 받게 하기 위함인데, 척추후만증이 있으면 척추가 일자가 되므로 충격을 크게 받아 퇴행성 질환이나 디스크 등에 노출되기 쉽다.

척추후만증을 완화하기 위해서는 일단 위에 열거한 나쁜 자세들을 취하지 않도록 생활 습관을 바꾸는 것이 가장 중요하며, 척추전만증과 반대로 복부 근육은 늘리고 허리 근육을 강화시켜주는 운동이나 스트레칭, 마사지 등을 병행하는 것이 좋다.

척추측만증

척추측만증은 3차원적인 변형 상태로, 옆에서 그리고 정면이나 후면에서 보아도 균형이 흐트러져 있는 것이 특징이다. 몸의 중심을 잡아주는 척추가 전반적으로 틀어졌기 때문에 온몸에 악영향을 미칠 수밖에 없다.

정면에서 거울을 봤을 때 양쪽 귀나 어깨의 높이가 다른 경우, 오래 앉아 있으면 허리 통증이 있는 경우, 다리가 O·X자로 휜 경우, 균형 감각이 떨어지는 경우, 한쪽으로 기대는 것이 편한 경우엔 척추측만증을 의심해 볼 수 있다. 척추측만증은 앞서 말한 것처럼 3차원적인 변형이기 때문에 복부와 허리, 옆구리 근육을 모두 늘려주는 스트레칭이 도움이 된다.

척추전만증 스트레칭

하늘 보고 누워 골반 말기

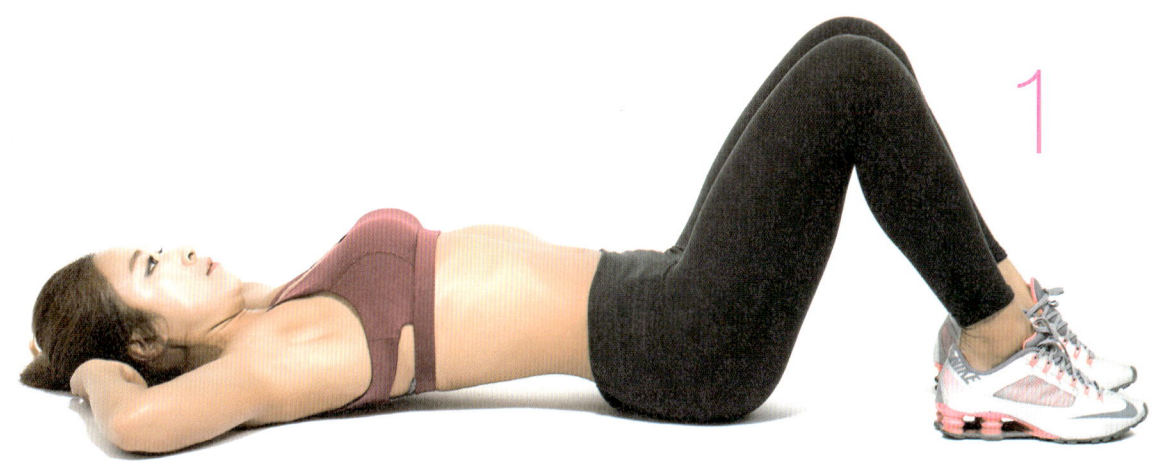

1 위를 보고 누운 뒤 무릎을 굽히고 발바닥은 바닥에 댄다.

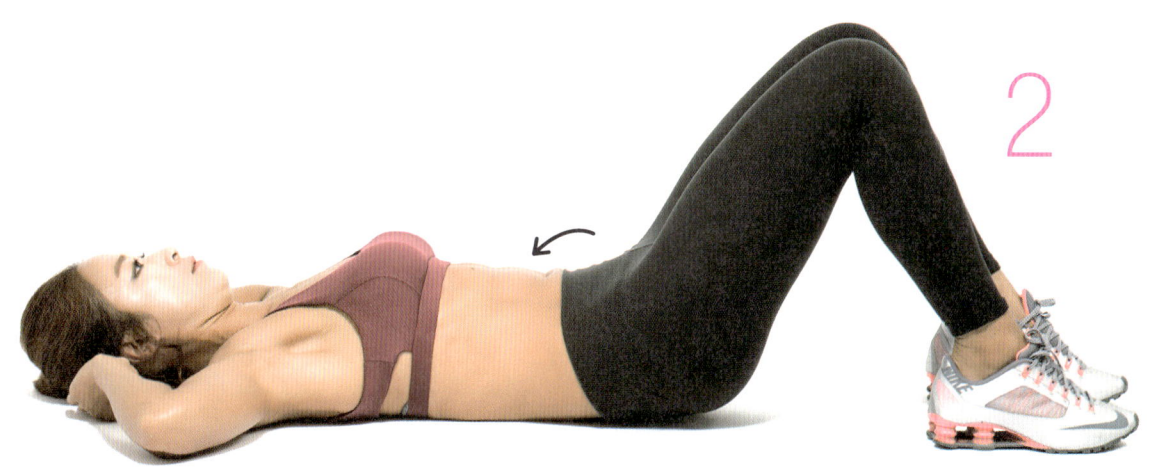

2 배를 숨긴다는 느낌으로 복부에 힘을 주며 골반을 몸 안쪽으로 숨기듯 동그랗게 말아 올린다. 이 동작을 20초 유지한다.

point

동작을 할때 엉덩이를 들어 올려서는 안 된다. 엉덩이는 바닥에 댄 상태에서 복부에만 힘을 가해 실시하는 것이 가장 중요한 포인트.

누워서 무릎 가슴 쪽으로 당기기

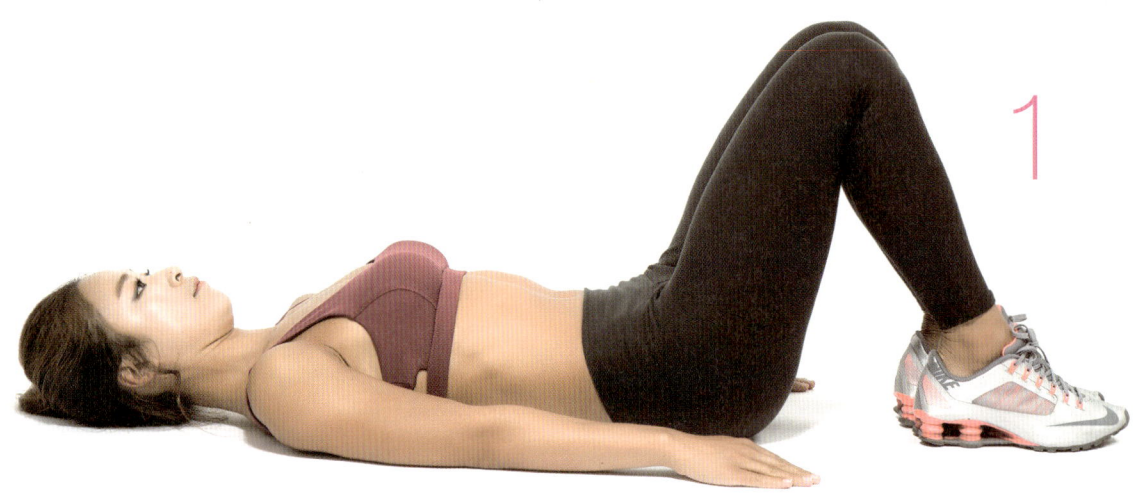

1 위를 보고 누운 자세에서 양 무릎을 굽힌다.

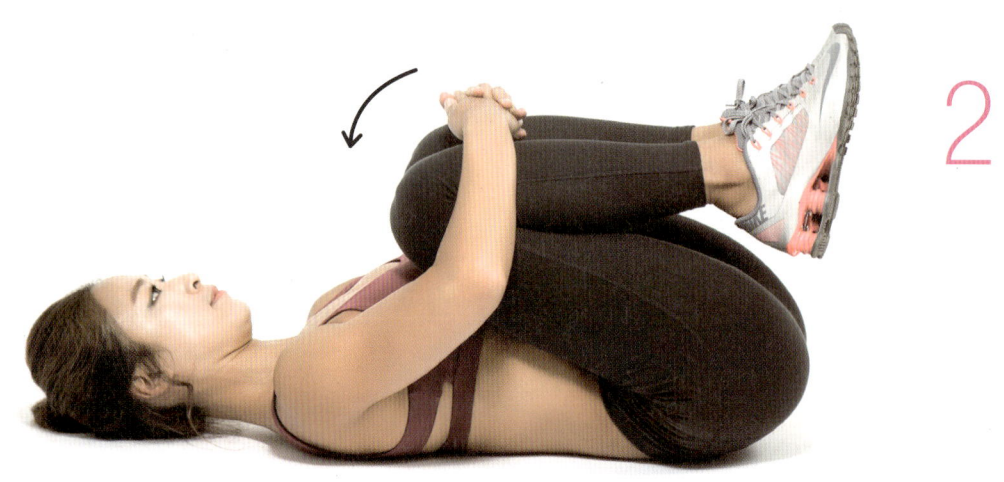

2 양손으로 무릎을 감싸안으며 가슴 쪽으로 당긴다. 이때 팔에 힘을 주기보다 배를 집어넣으며 골반을 동그랗게 말아준다는 느낌으로 실시한다. 이 동작을 20초 유지한다.

네발 자세에서 복부 둥글게 말기

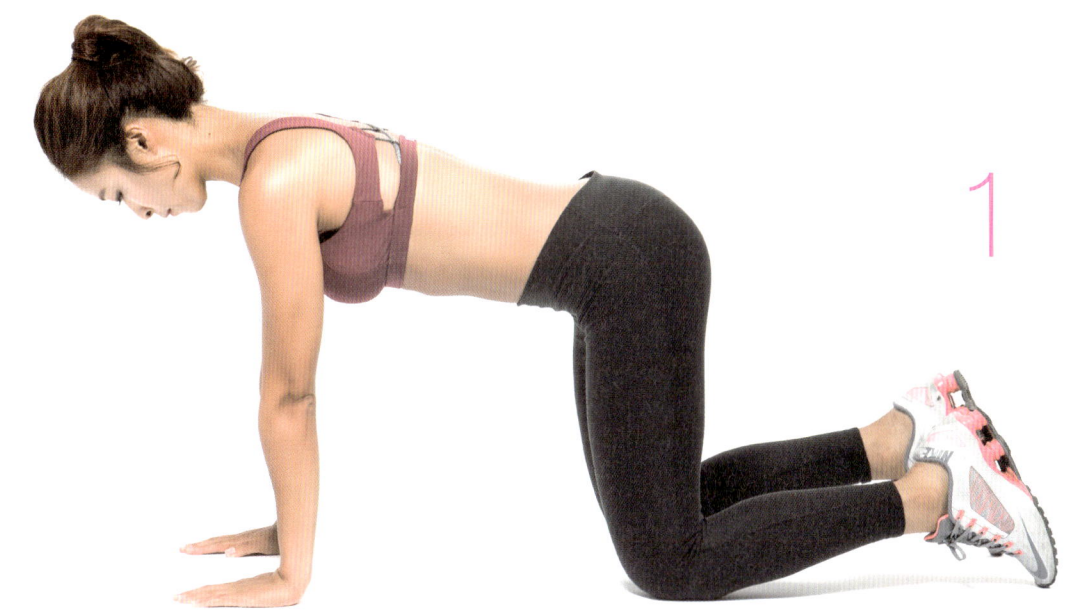

1 양손과 양 무릎, 양발을 바닥에 대는 네발 자세를 취한다.

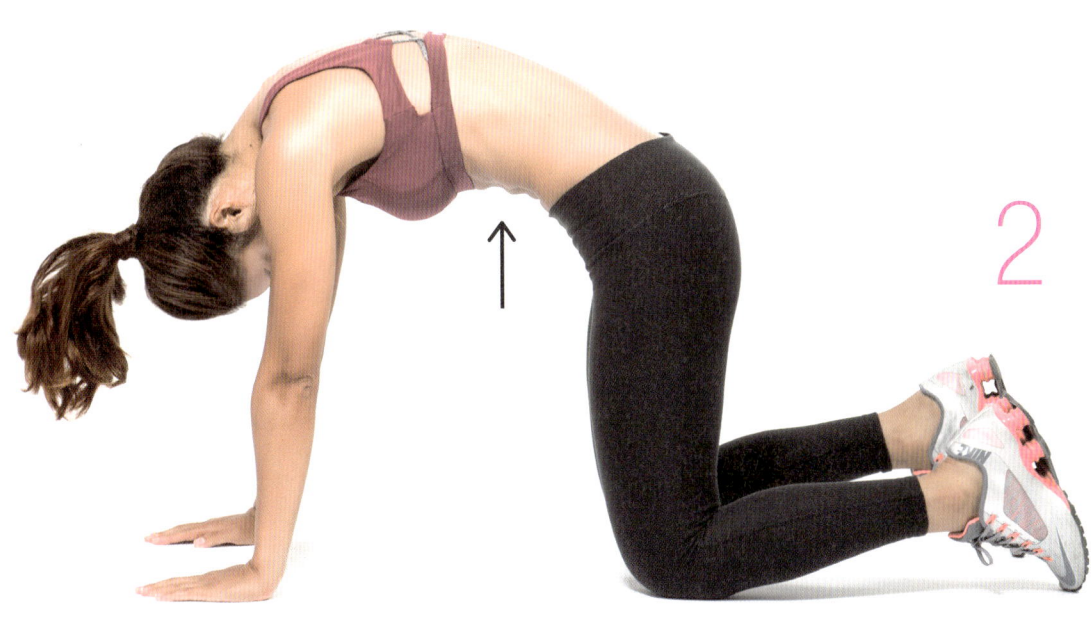

2 배를 집어넣고 골반과 복부를 둥글게 말아 허리를 올린다. 이 동작을 20초 유지한다.

네발 자세에서 엉덩이 내려 누르기

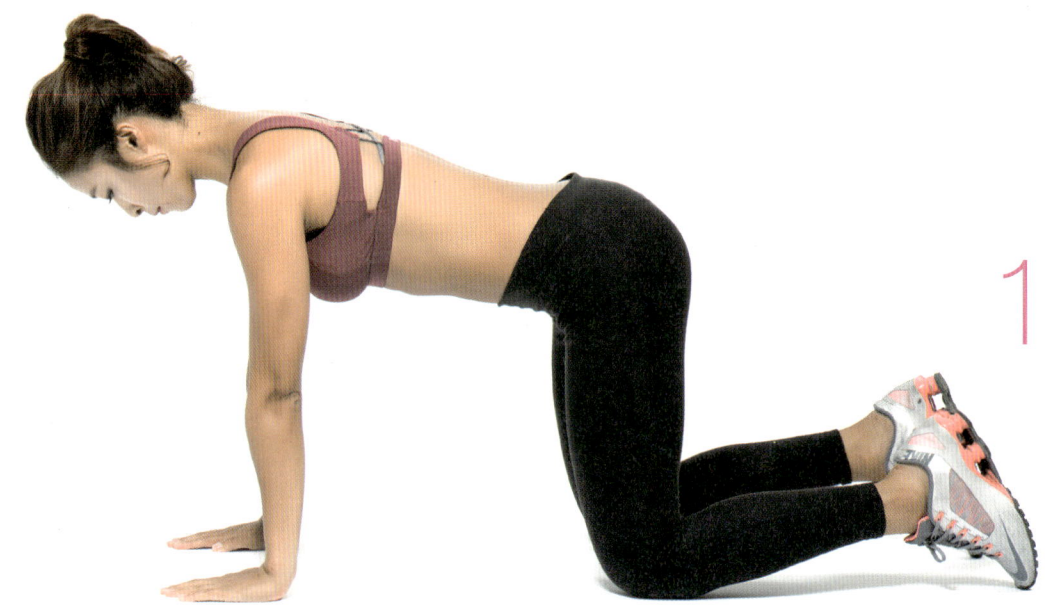

1 양손과 양 무릎, 양발을 바닥에 대는 네발 자세를 취한다.

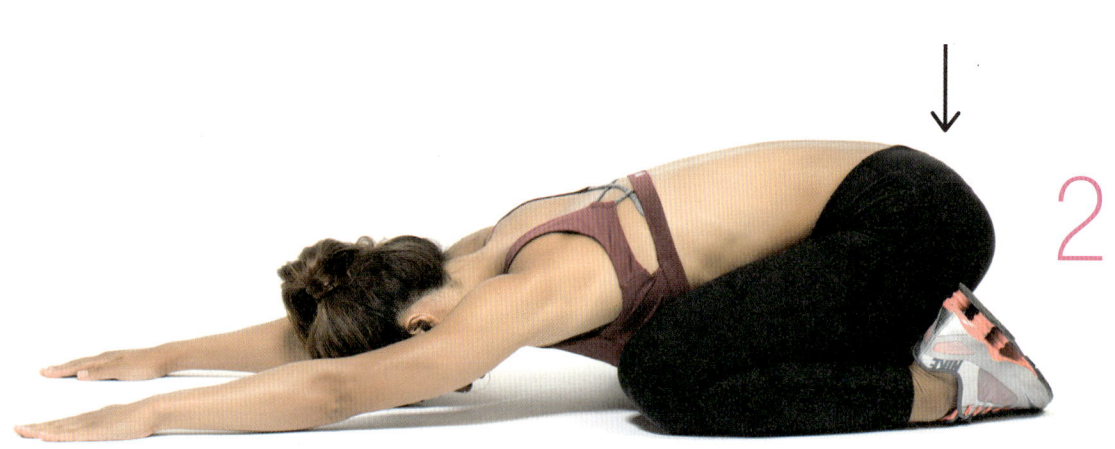

2 엉덩이는 뒤로 내려 발뒤꿈치 쪽을 누르며 양팔은 앞으로 쭉 뻗는다.
이 동작을 20초 유지한다.

의자에 앉아 허리 말아 상체 내리기

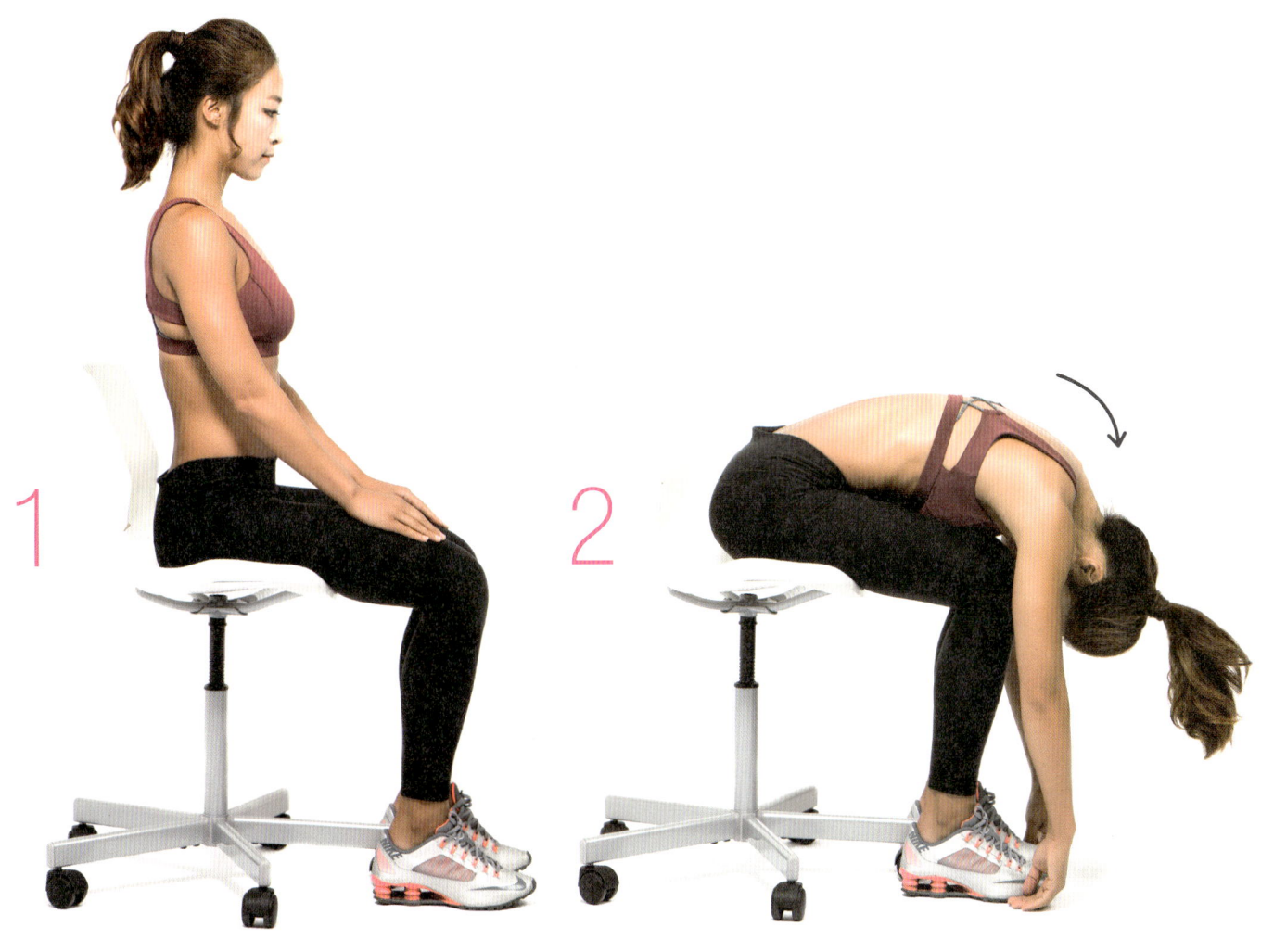

1 허리를 펴고 의자에 바르게 앉는다.

2 뱃살을 감춘다는 느낌으로 복부에 힘을 주어 허리를 동그랗게 말면서 상체를 바닥으로 내린다. 이 동작을 20초 유지한다.

어깨 밀어 등 둥글게 말기

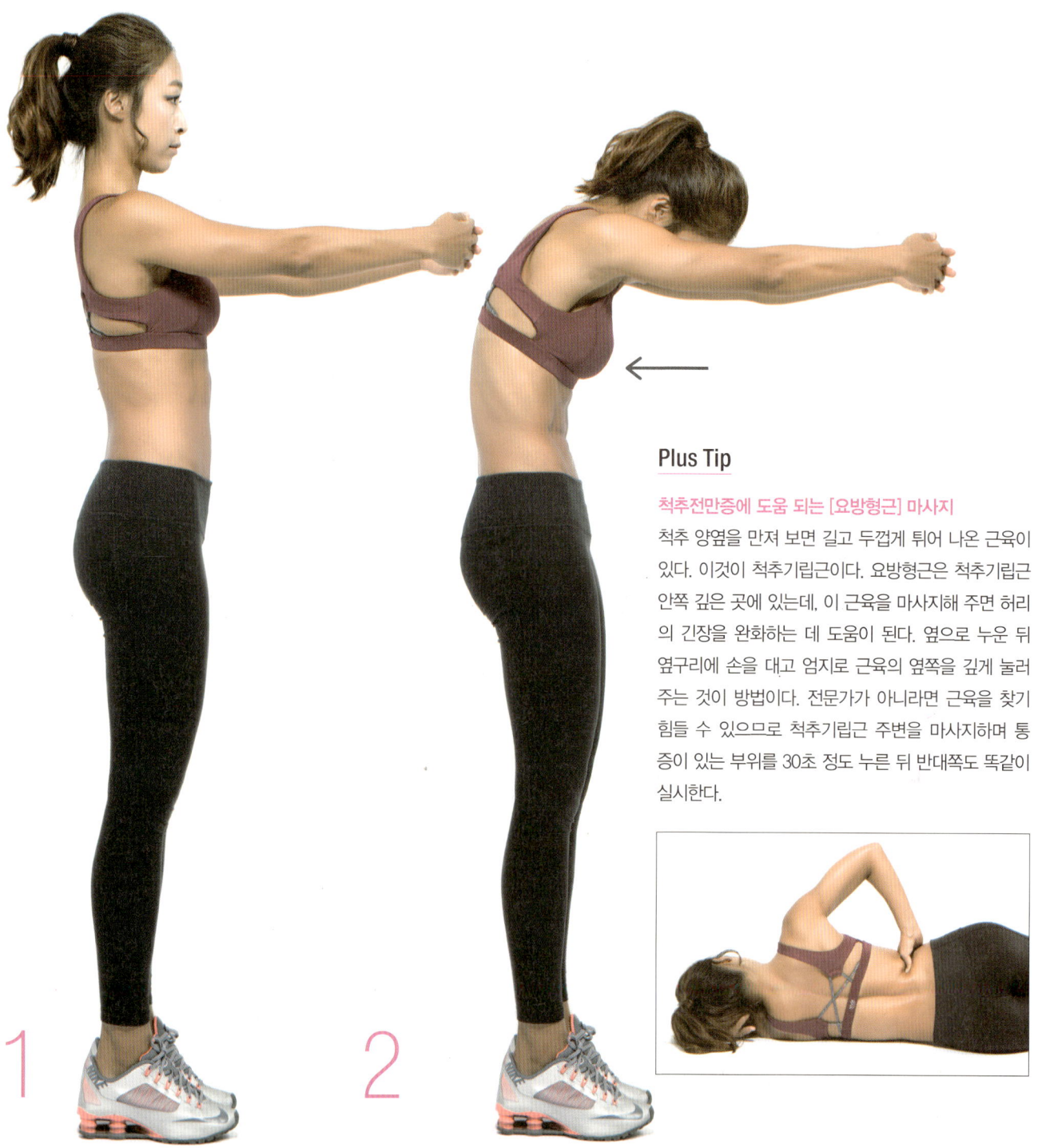

Plus Tip

척추전만증에 도움 되는 [요방형근] 마사지

척추 양옆을 만져 보면 길고 두껍게 튀어 나온 근육이 있다. 이것이 척추기립근이다. 요방형근은 척추기립근 안쪽 깊은 곳에 있는데, 이 근육을 마사지해 주면 허리의 긴장을 완화하는 데 도움이 된다. 옆으로 누운 뒤 옆구리에 손을 대고 엄지로 근육의 옆쪽을 깊게 눌러 주는 것이 방법이다. 전문가가 아니라면 근육을 찾기 힘들 수 있으므로 척추기립근 주변을 마사지하며 통증이 있는 부위를 30초 정도 누른 뒤 반대쪽도 똑같이 실시한다.

1 바르게 선 자세에서 양손을 깍지 끼고 어깨 높이까지 들어 올린다.

2 몸을 고정한 상태에서 고개를 숙이면서 어깨와 양팔을 앞으로 쭉 뻗는다. 등을 전체적으로 둥글게 만다는 느낌으로 실시한다. 이 동작을 20초 유지한다.

척추후만증 스트레칭

허리 젖혀 하늘 보기

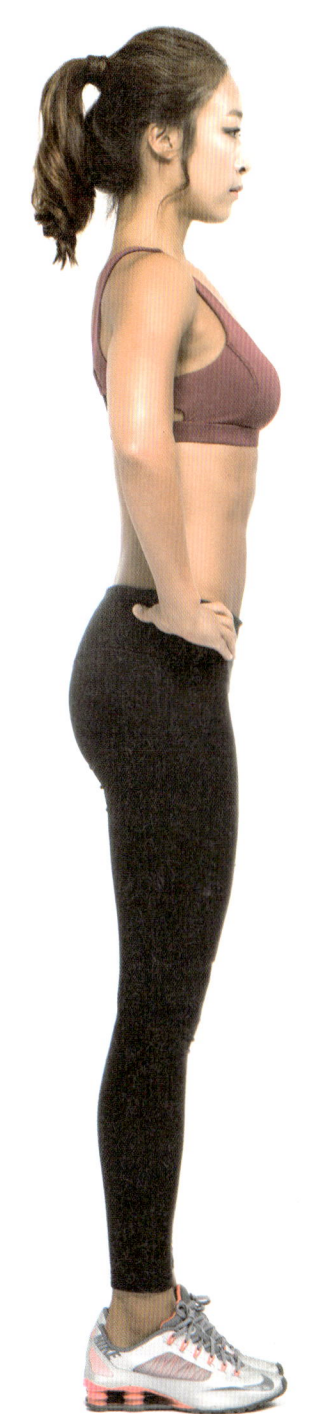

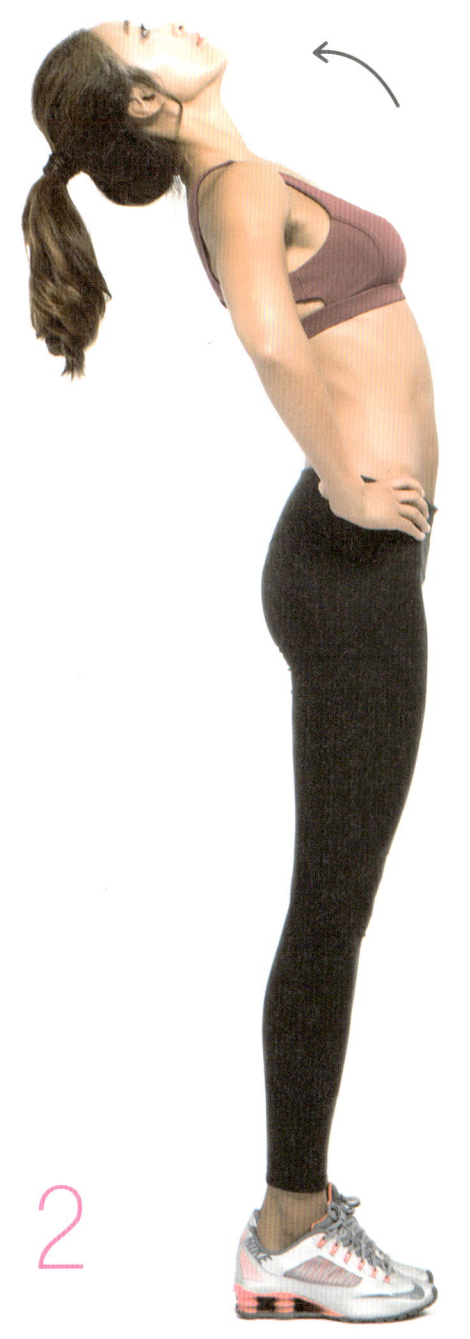

1 바르게 서서 양손을 허리에 댄다.

2 하체는 고정시키고 상체를 뒤로 젖혀서 하늘을 본다. 할 수 있는 만큼 최대한 뒤로 젖힌 뒤 이 동작을 20초 유지한다.

누워서 골반 들어 올리기

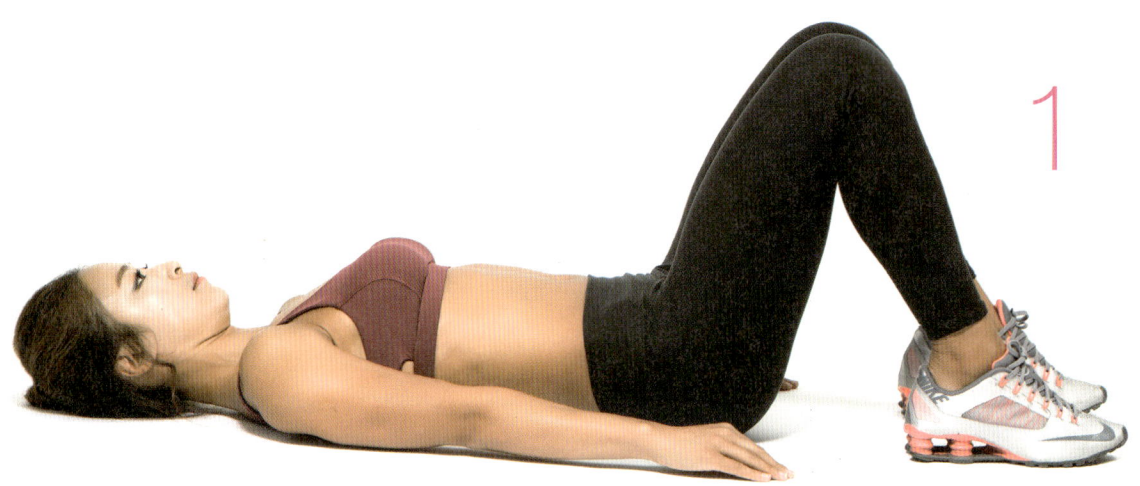

1 바르게 누운 뒤 양손은 엉덩이 옆 바닥에 대고, 무릎을 굽혀 발바닥을 바닥에 붙인다.

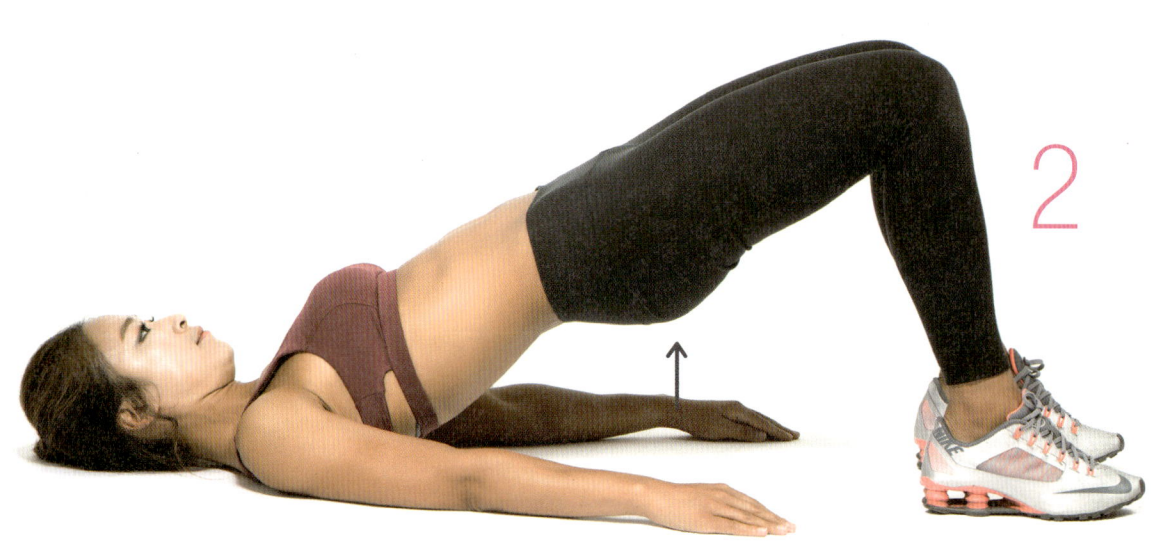

2 허리를 일으켜 골반을 위로 들어 올린다. 어깨에서 무릎까지 일직선이 되도록 한 뒤 이 동작을 20초 유지한다.

척추후만증 스트레칭

허리 젖혀 하늘 보기

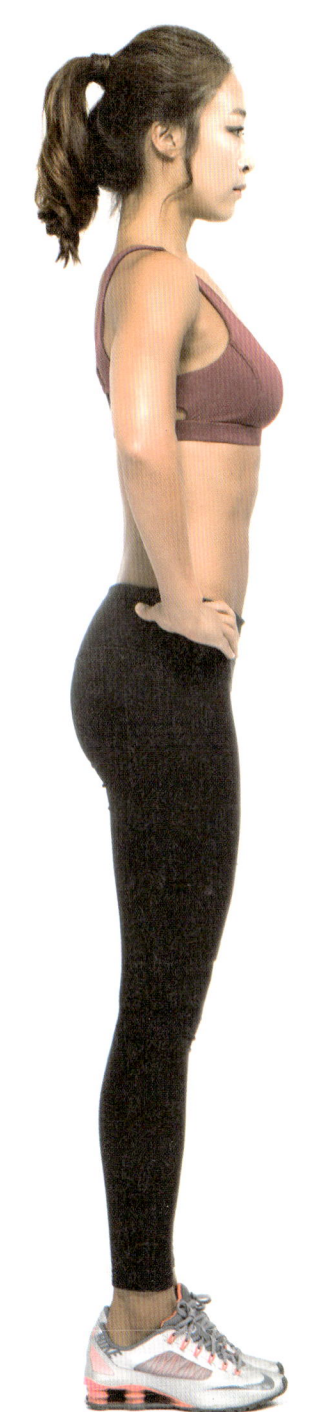

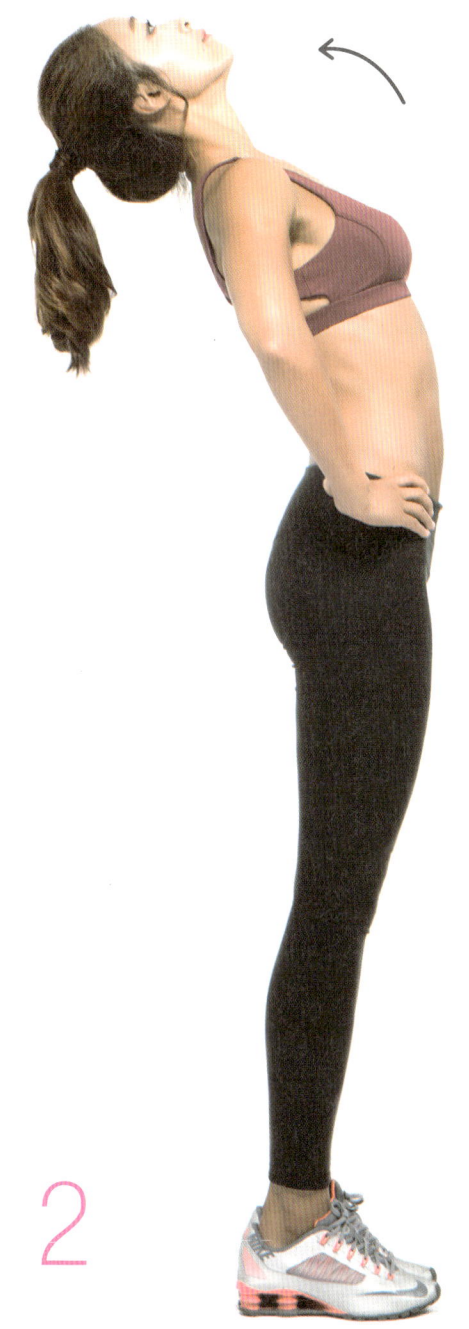

1 바르게 서서 양손을 허리에 댄다.

2 하체는 고정시키고 상체를 뒤로 젖혀서 하늘을 본다. 할 수 있는 만큼 최대한 뒤로 젖힌 뒤 이 동작을 20초 유지한다.

누워서 골반 들어 올리기

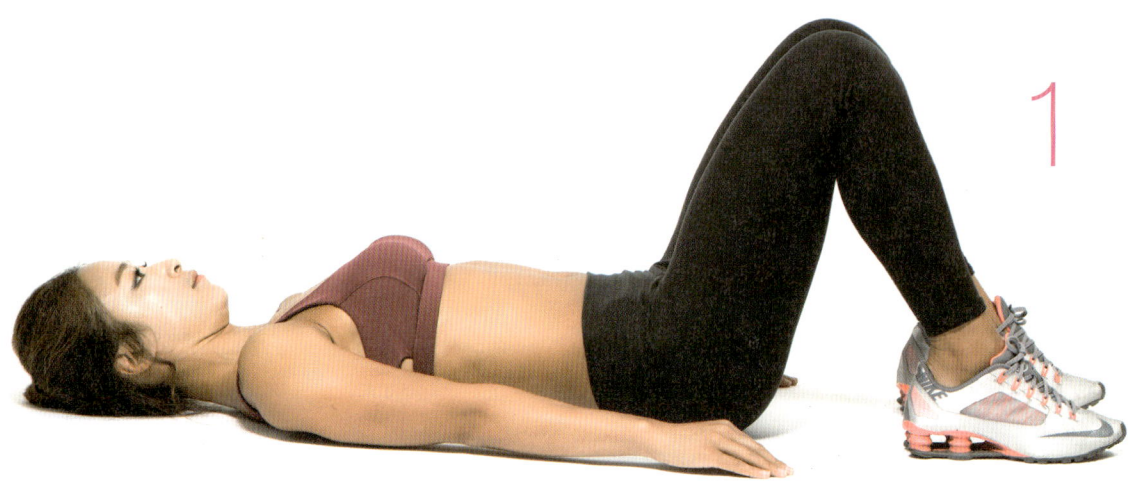

1 바르게 누운 뒤 양손은 엉덩이 옆 바닥에 대고, 무릎을 굽혀 발바닥을 바닥에 붙인다.

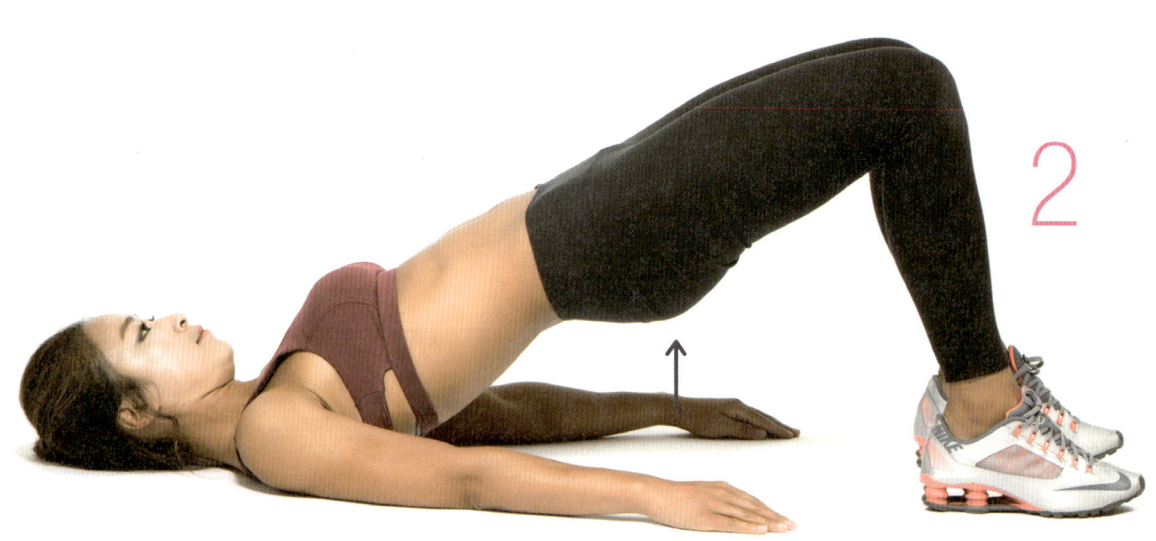

2 허리를 일으켜 골반을 위로 들어 올린다. 어깨에서 무릎까지 일직선이 되도록 한 뒤 이 동작을 20초 유지한다.

네발 자세에서 허리 눌러 내리기

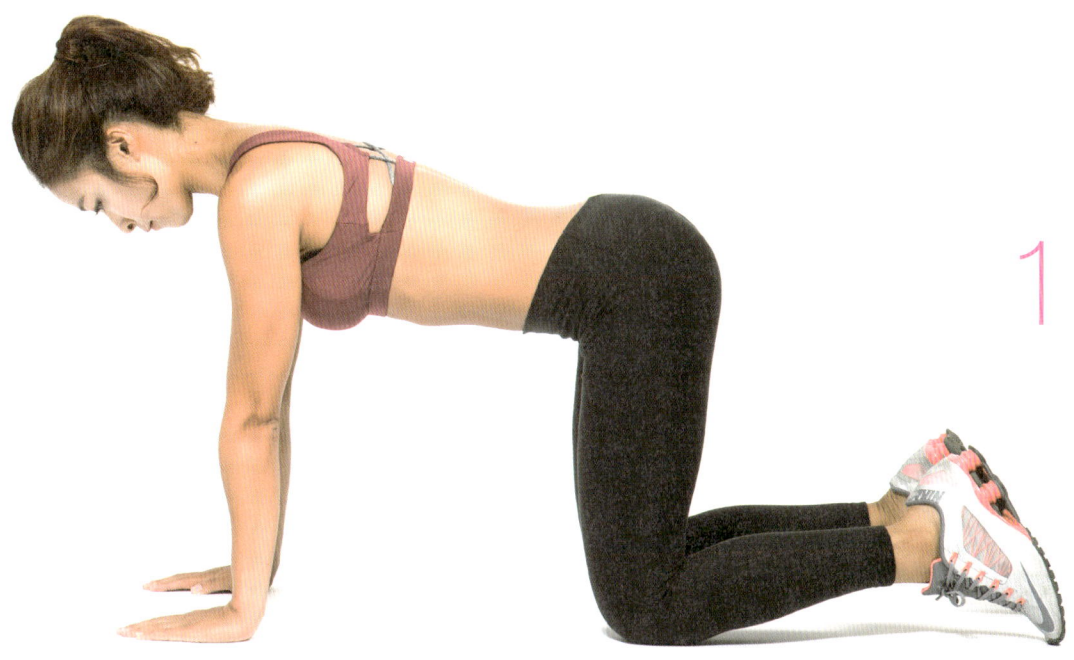

1 양손과 양 무릎, 양발을 바닥에 대는 네발 자세를 취한다.

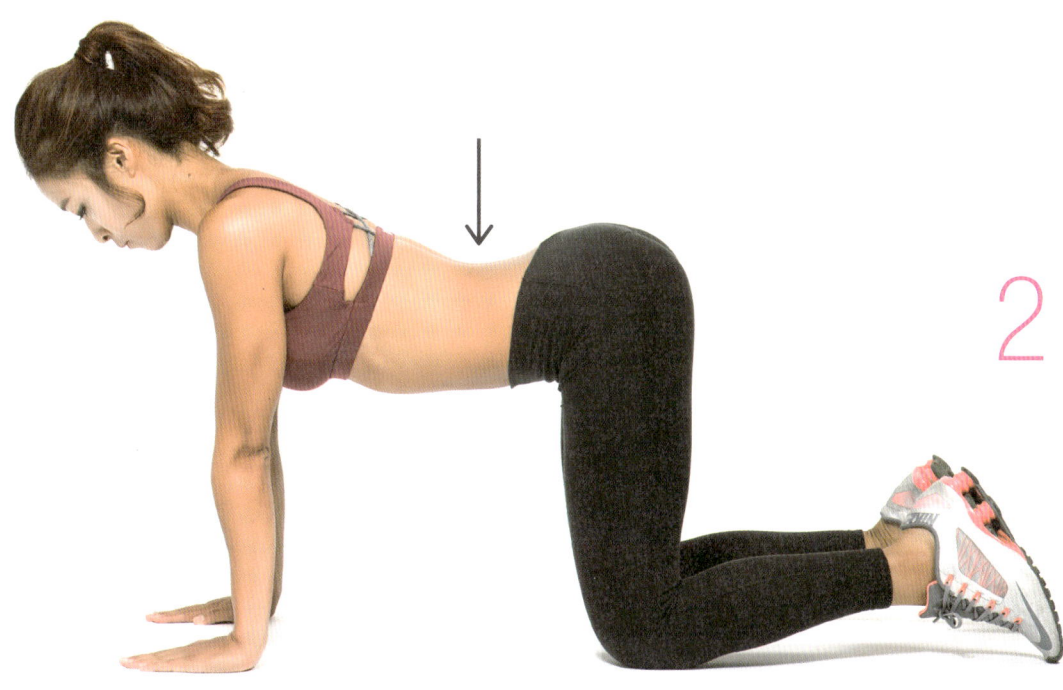

2 허리를 바닥 쪽으로 눌러 내린다. 이 동작을 20초 유지한다.

다리 교차해 상체 앞으로 밀기

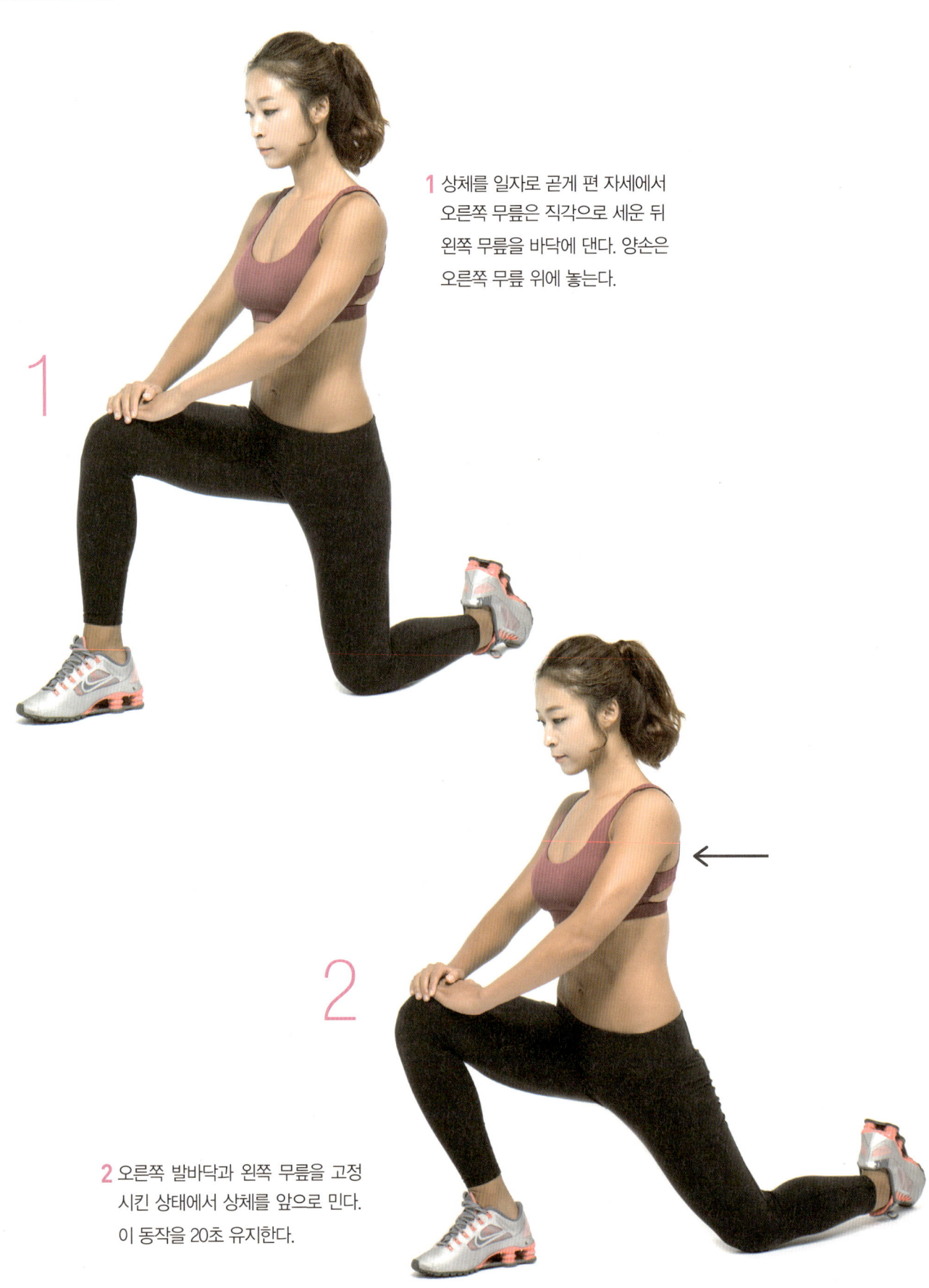

1 상체를 일자로 곧게 편 자세에서 오른쪽 무릎은 직각으로 세운 뒤 왼쪽 무릎을 바닥에 댄다. 양손은 오른쪽 무릎 위에 놓는다.

2 오른쪽 발바닥과 왼쪽 무릎을 고정시킨 상태에서 상체를 앞으로 민다. 이 동작을 20초 유지한다.

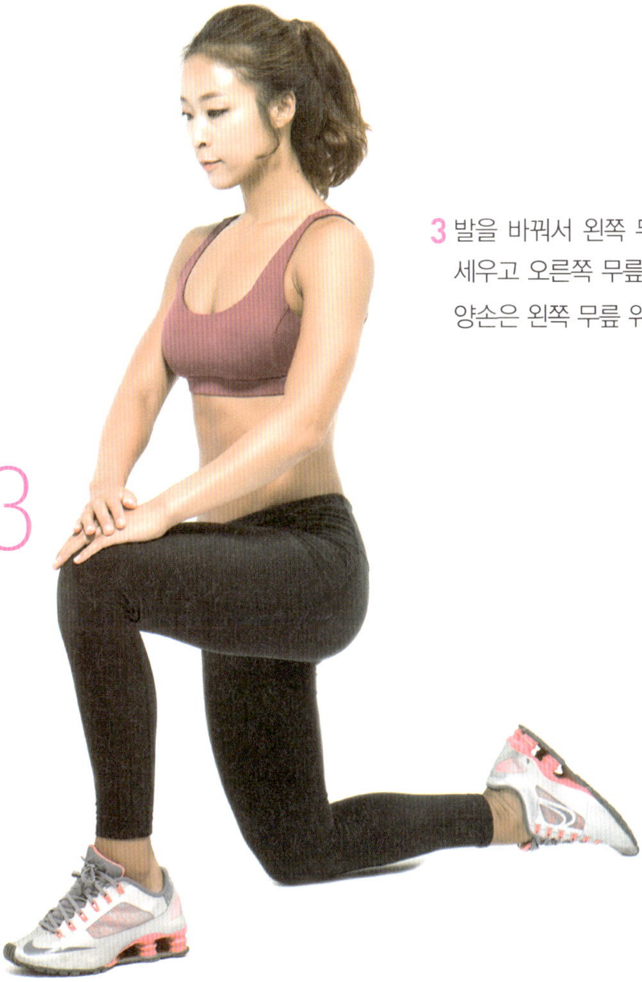

3 발을 바꿔서 왼쪽 무릎을 직각으로 세우고 오른쪽 무릎은 바닥에 댄다. 양손은 왼쪽 무릎 위에 놓는다.

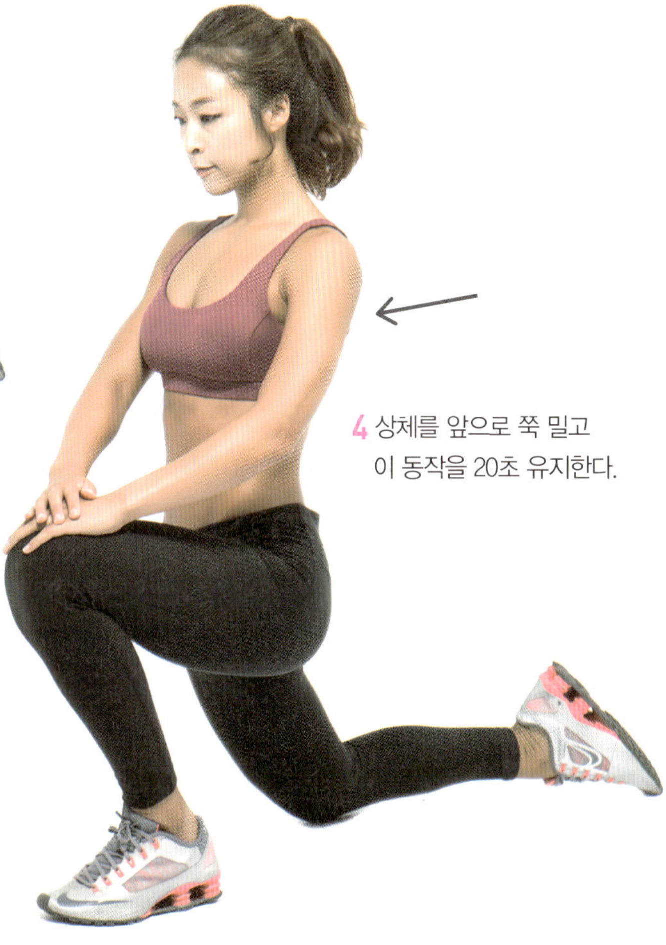

4 상체를 앞으로 쭉 밀고 이 동작을 20초 유지한다.

Plus Tip

척추후만증에 도움 되는 [장요근] 마사지
위를 보고 바르게 누운 뒤 골반 뼈 안쪽을 깊게 눌러준다. 근육이 몸 안쪽에 있으므로 힘을 주어 깊숙하게 30초 정도 눌러주면 골반 근처의 긴장감이나 뭉침을 완화할 수 있다. 양쪽 다리를 위로 들어 올리면 골반 근육을 더욱 쉽게 찾을 수 있다.

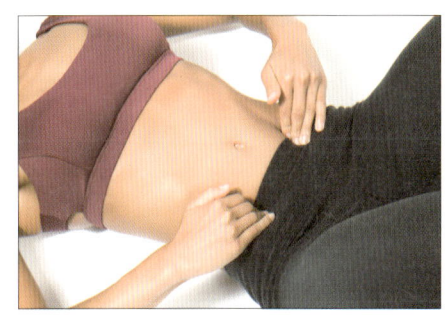
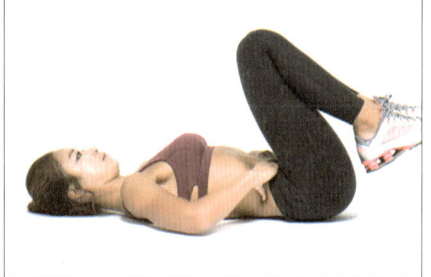

엎드려 상체 일으키기

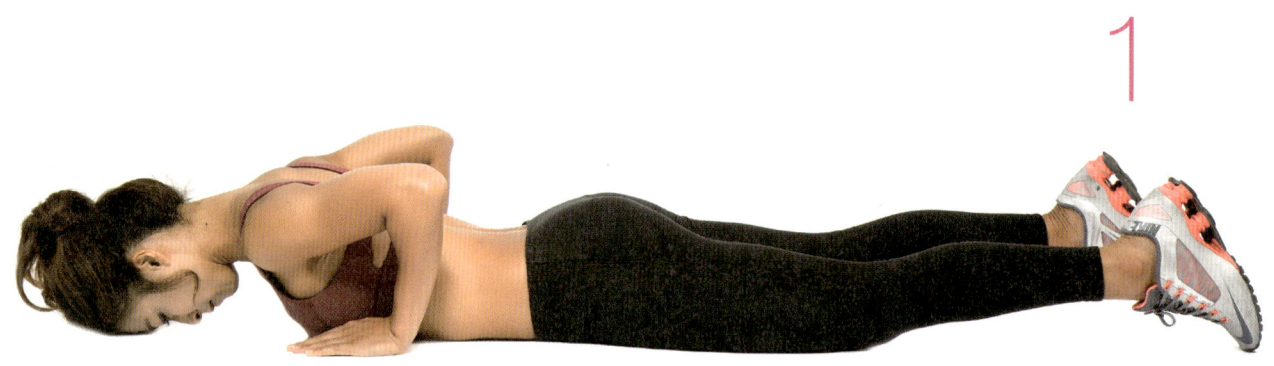

1 배를 바닥에 대고 엎드린다. 양팔은 접어 가슴 옆 바닥에 손바닥을 붙인다.

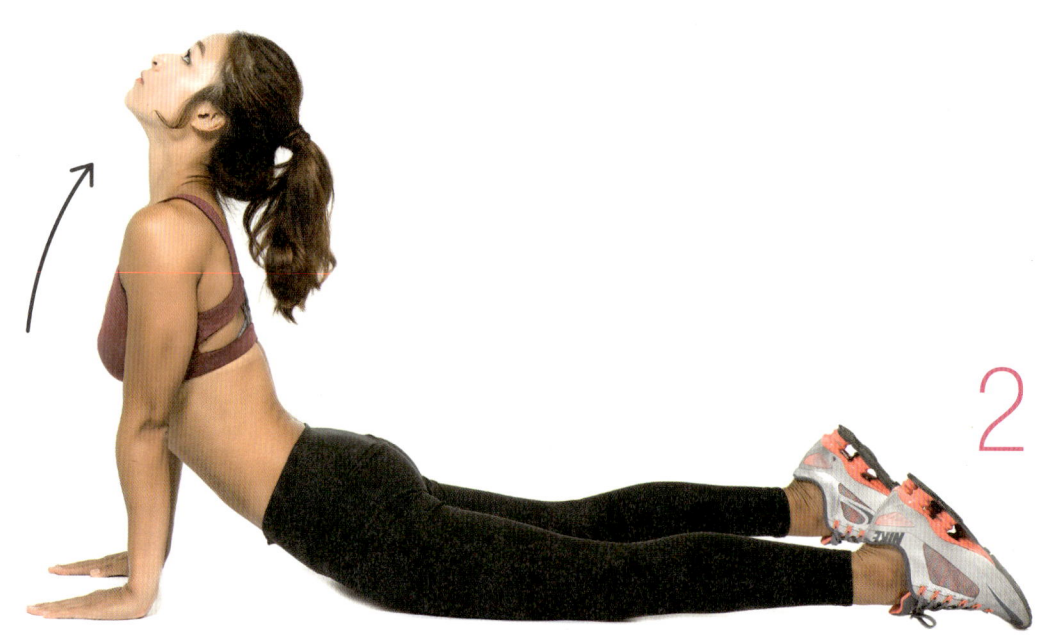

2 팔을 뻗으며 상체를 일으킨다. 고개를 들어 시선은 위쪽으로 향하게 할 것. 이 동작을 20초 유지한다.

척추측만증 스트레칭

팔 올리고 상체 돌리기

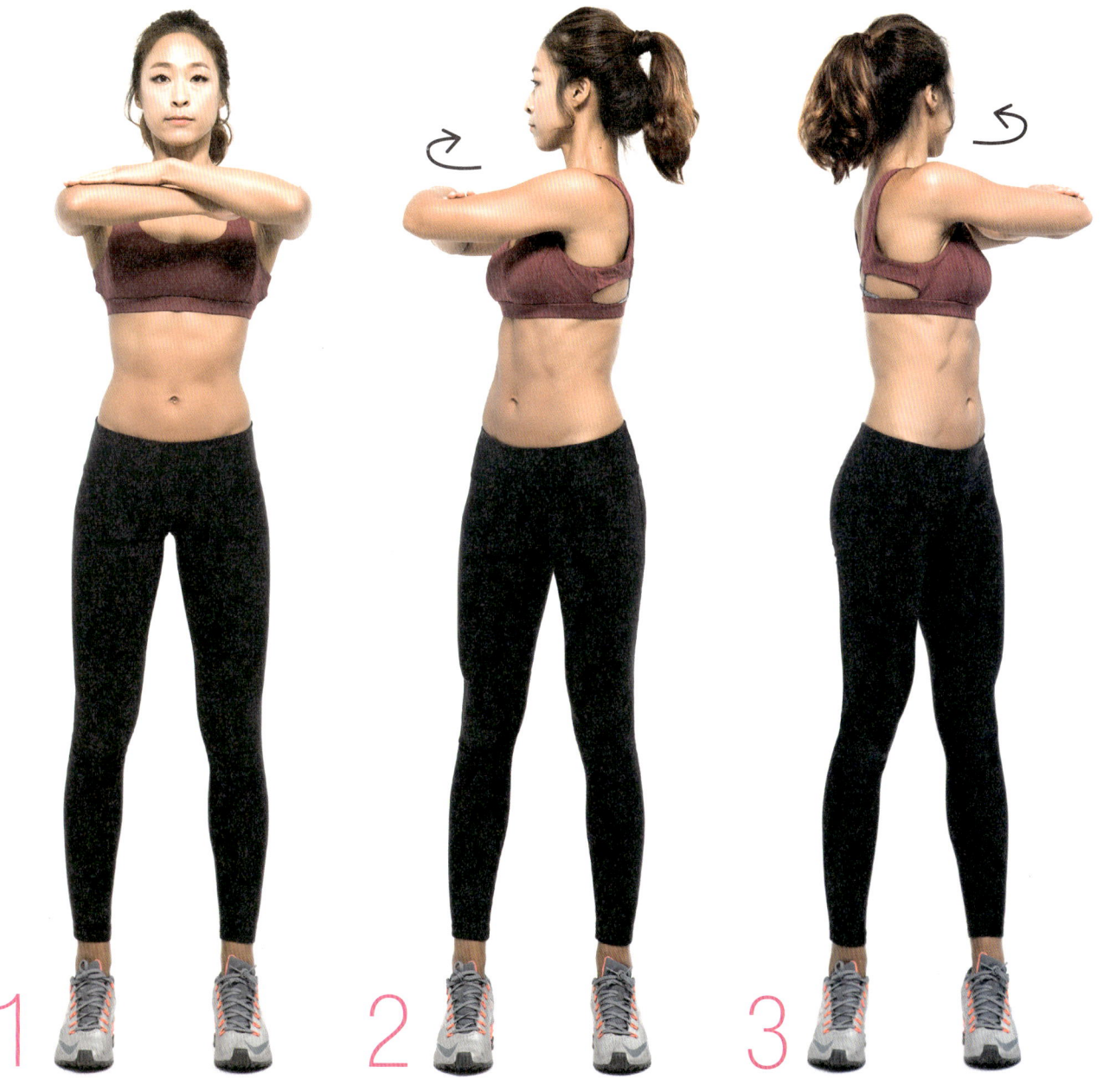

1 몸을 쭉 펴고 바르게 서서 양팔을 포갠 뒤 팔꿈치를 어깨 높이로 든다.

2 하체는 고정하고 상체를 오른쪽으로 최대한 돌린다. 이 동작을 20초 유지한다.

3 반대쪽도 똑같이 실시한다.

한팔 들어 몸 기울이기

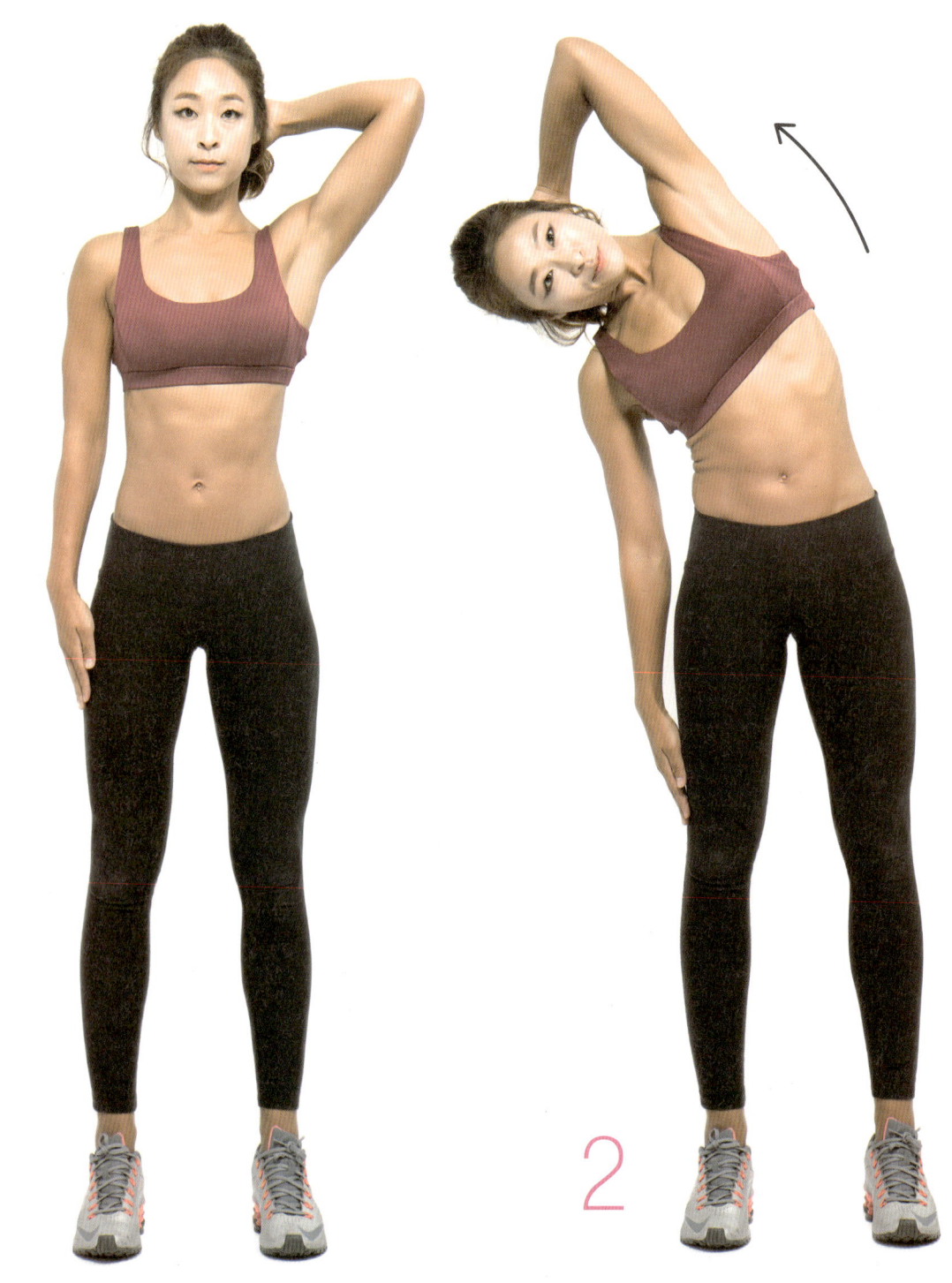

1 오른손은 허벅지 옆으로 내리고 왼손은 뒤통수에 댄다.

2 오른손을 바닥으로 내리듯이 상체를 오른쪽으로 기울인다. 이 동작을 20초 유지한다.

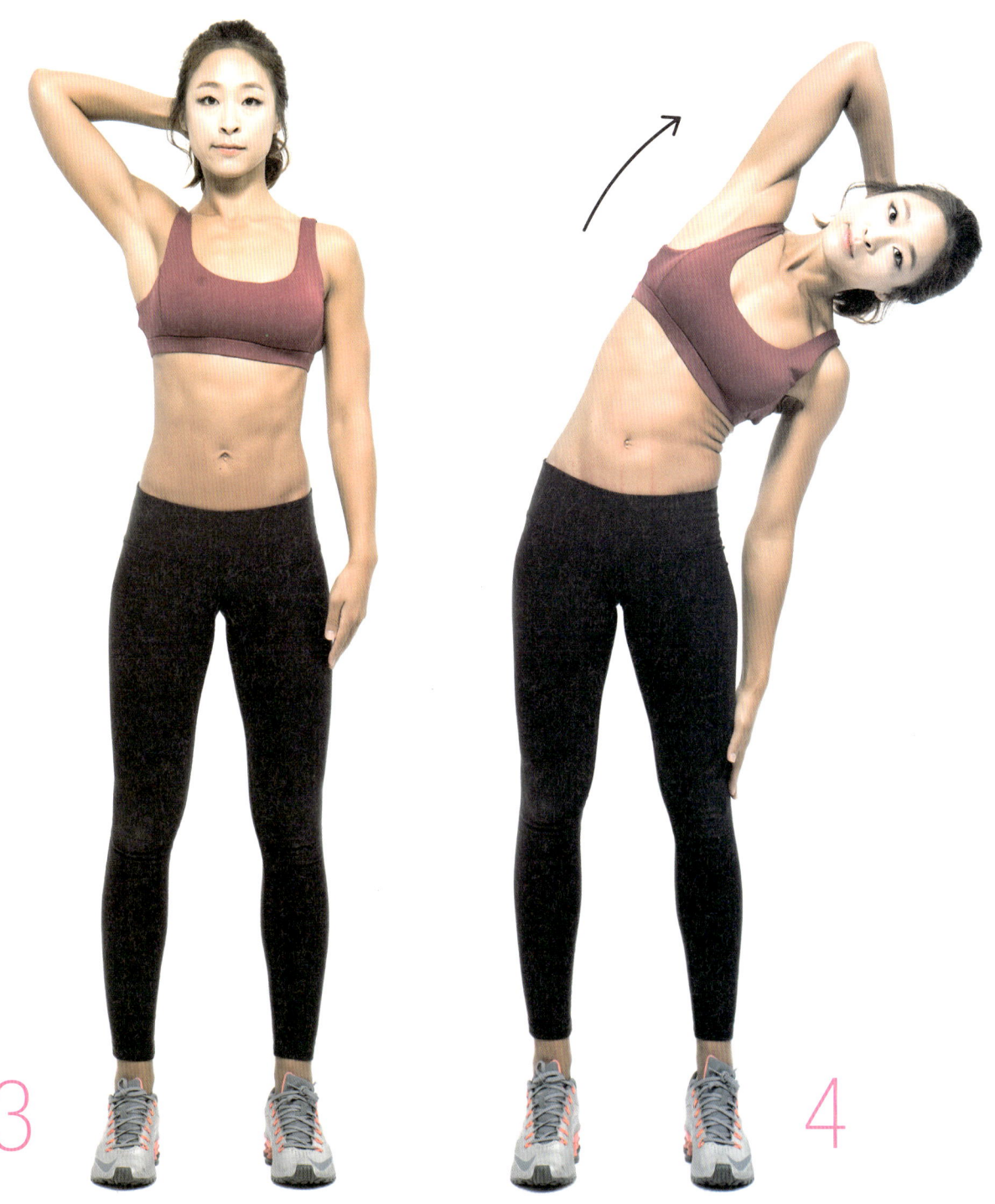

3 왼손은 허벅지 옆으로 내리고 오른손은 뒤통수에 댄다.

4 왼손을 바닥으로 내리듯이 상체를 왼쪽으로 기울인다. 이 동작을 20초 유지한다.

상체 굽혀 가슴 허벅지에 붙이기

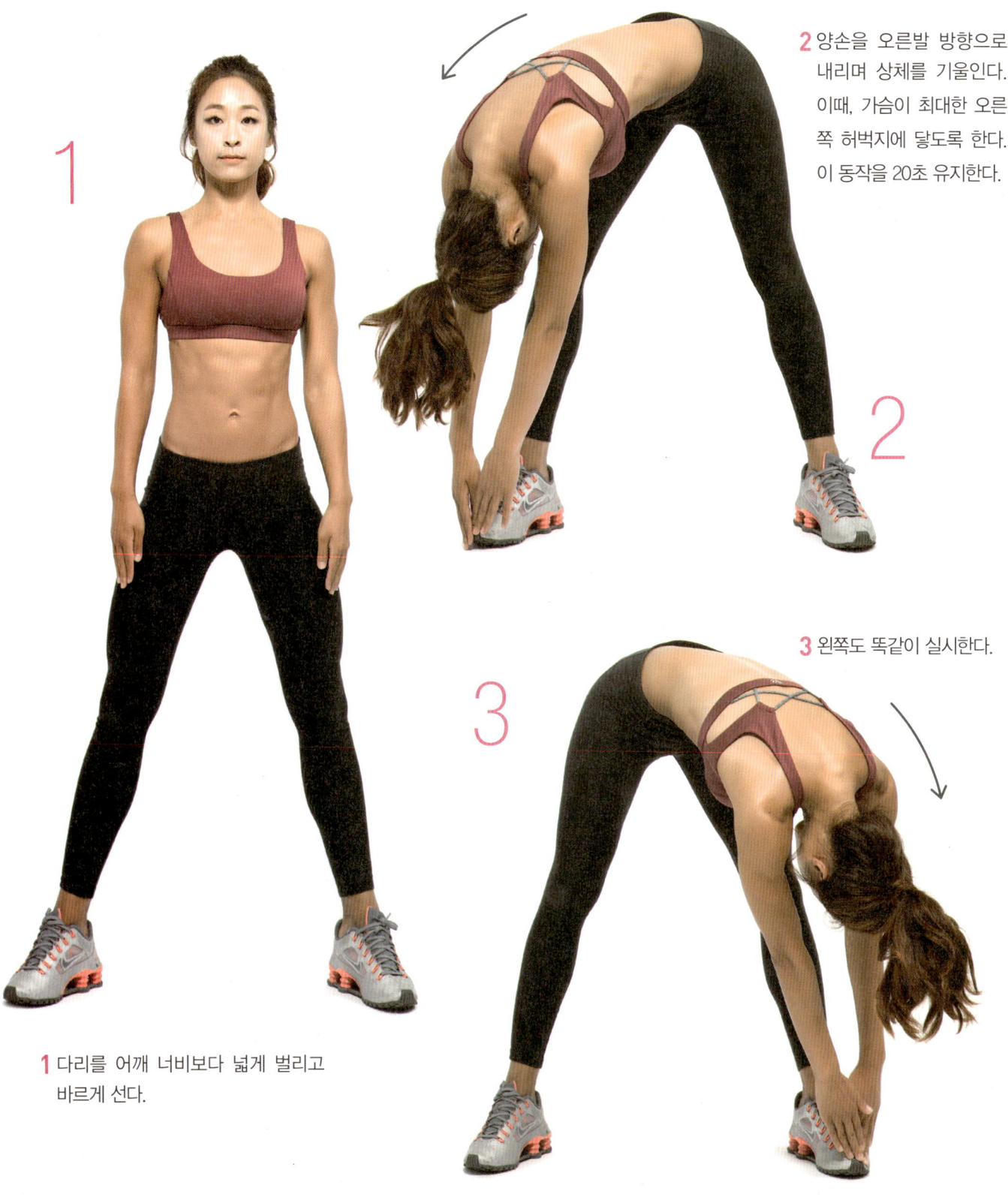

2 양손을 오른발 방향으로 내리며 상체를 기울인다. 이때, 가슴이 최대한 오른쪽 허벅지에 닿도록 한다. 이 동작을 20초 유지한다.

3 왼쪽도 똑같이 실시한다.

1 다리를 어깨 너비보다 넓게 벌리고 바르게 선다.

누워서 다리 기울이기

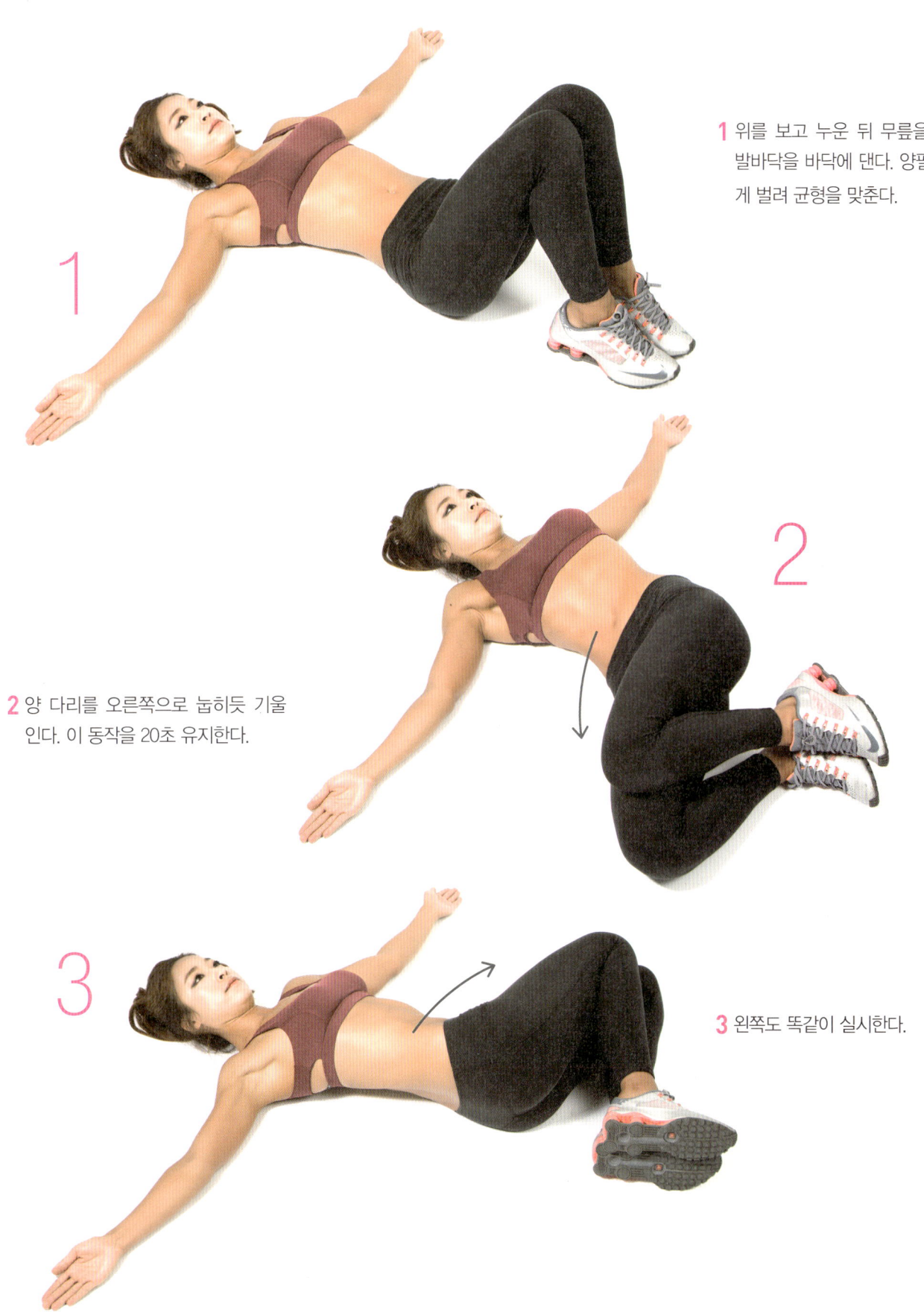

1 위를 보고 누운 뒤 무릎을 굽혀 발바닥을 바닥에 댄다. 양팔은 넓게 벌려 균형을 맞춘다.

2 양 다리를 오른쪽으로 눕히듯 기울인다. 이 동작을 20초 유지한다.

3 왼쪽도 똑같이 실시한다.

옆으로 누워 팔 뒤로 뻗기

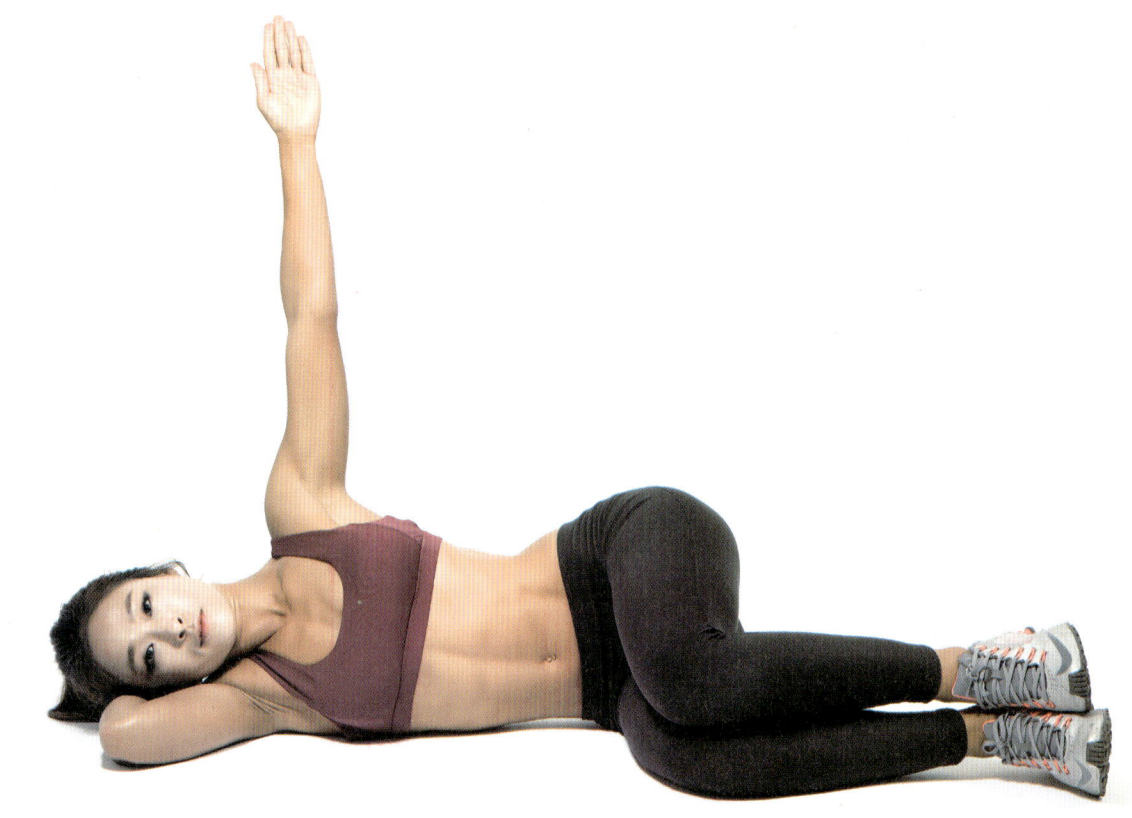

1 오른팔로 머리를 받치고 옆으로 누운 뒤 양 무릎을 포개 직각으로 굽힌다. 이때 왼팔은 하늘을 향해 곧게 뻗는다.

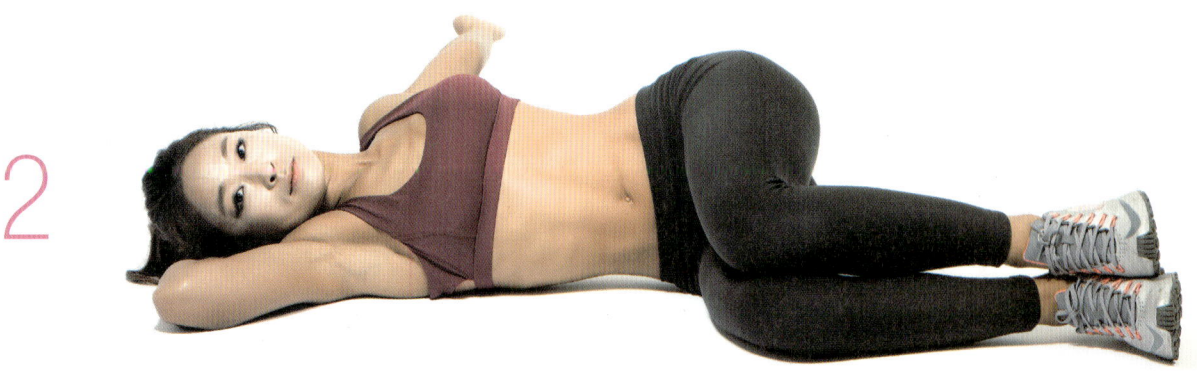

2 ①의 자세에서 왼팔을 몸 뒤로 뻗는다. 이 동작을 20초 유지한다.

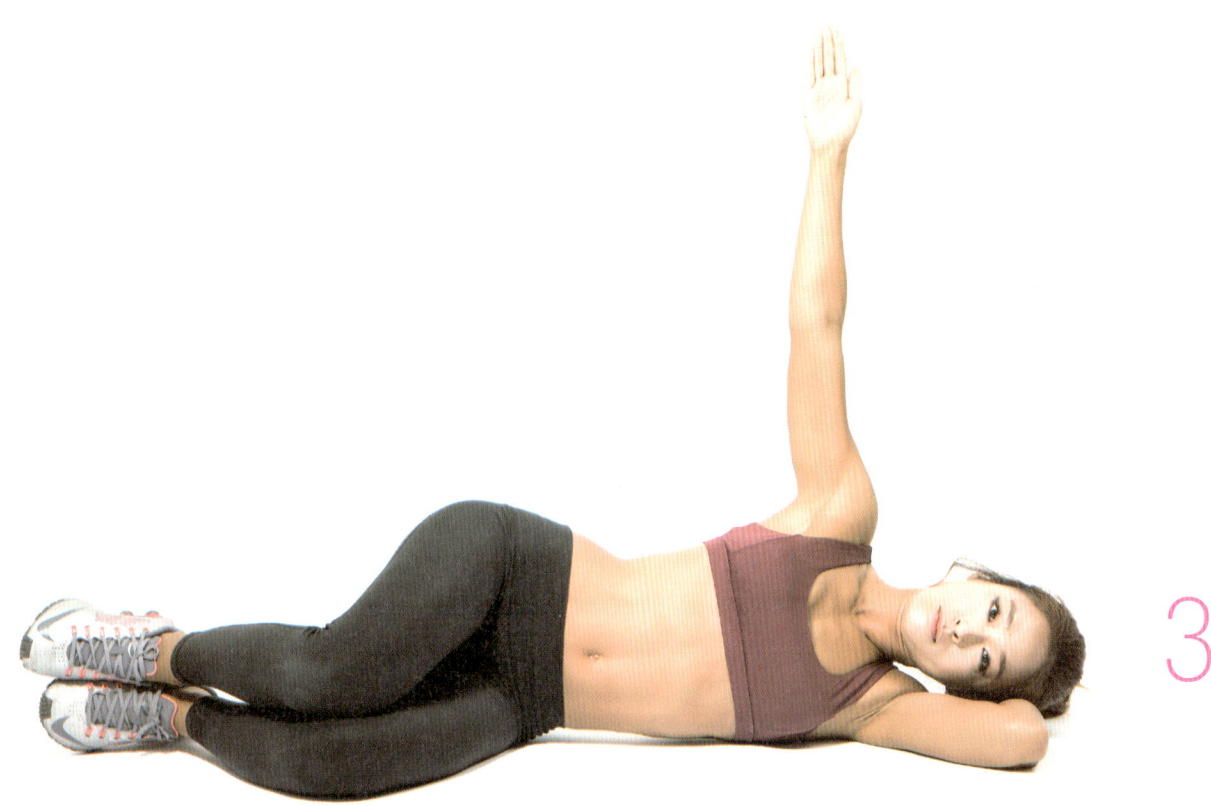

3 왼팔로 머리를 받치고 옆으로 누운 뒤 양 무릎을 포개 직각으로 굽힌다. 이때 오른팔은 하늘을 향해 곧게 뻗는다.

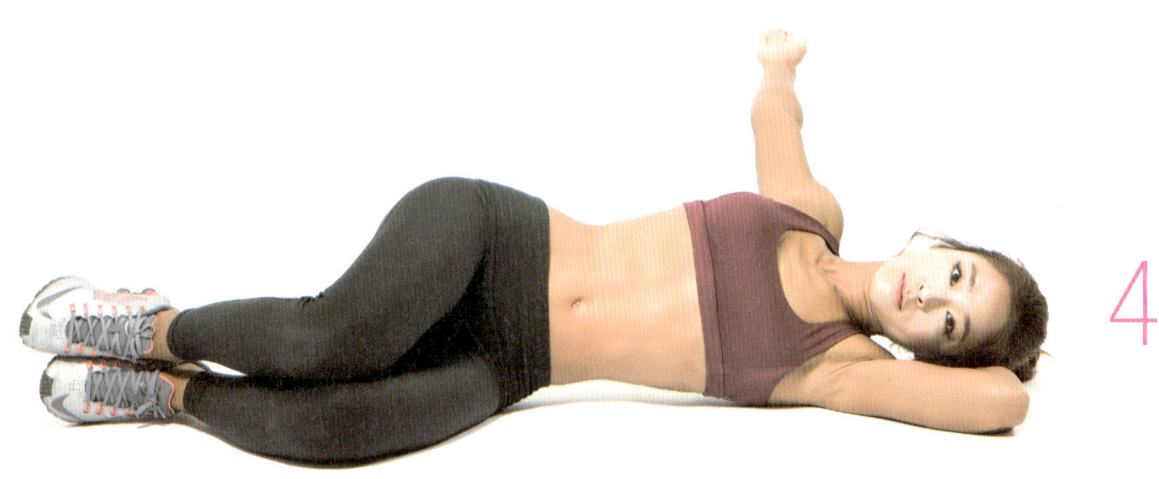

4 ①의 자세에서 오른팔을 몸 뒤로 뻗는다. 이 동작을 20초 유지한다.

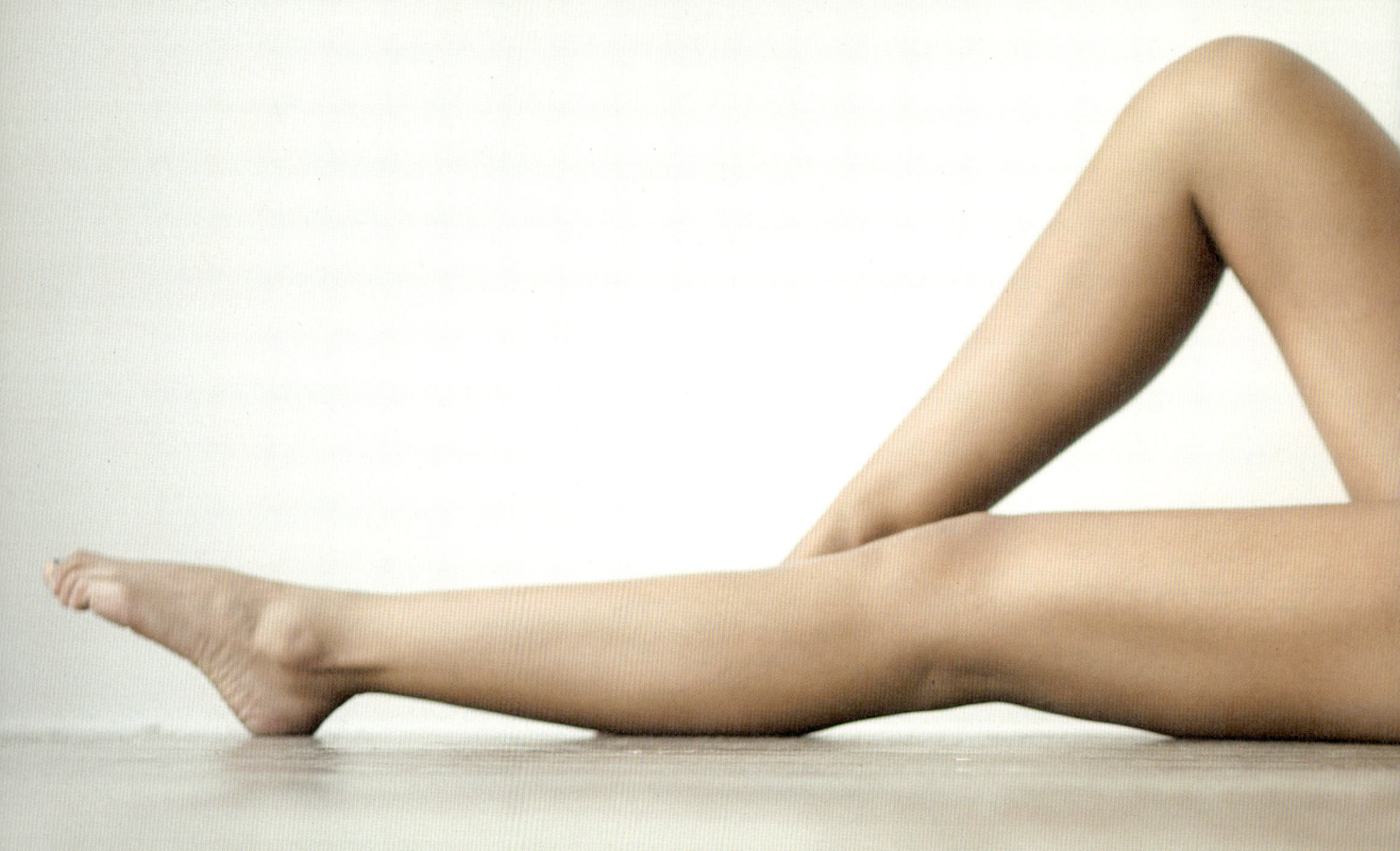

the pelvis

☑ 상체에 비해 하체가 비만인 편이다.
☑ 생리통이 있거나 생리가 불안정하다.
☑ 다리 길이나 어깨 높이가 다르다.
☑ 팔자걸음, 안짱걸음 등의 습관이 있다.
☑ 치마를 입으면 한쪽 방향으로 돌아간다.
☑ 한쪽 다리가 유독 아프거나 자주 접질린다.
☑ 다리가 O자형이나 X자형으로 휘어 있다.

골반 & 다리 스트레칭

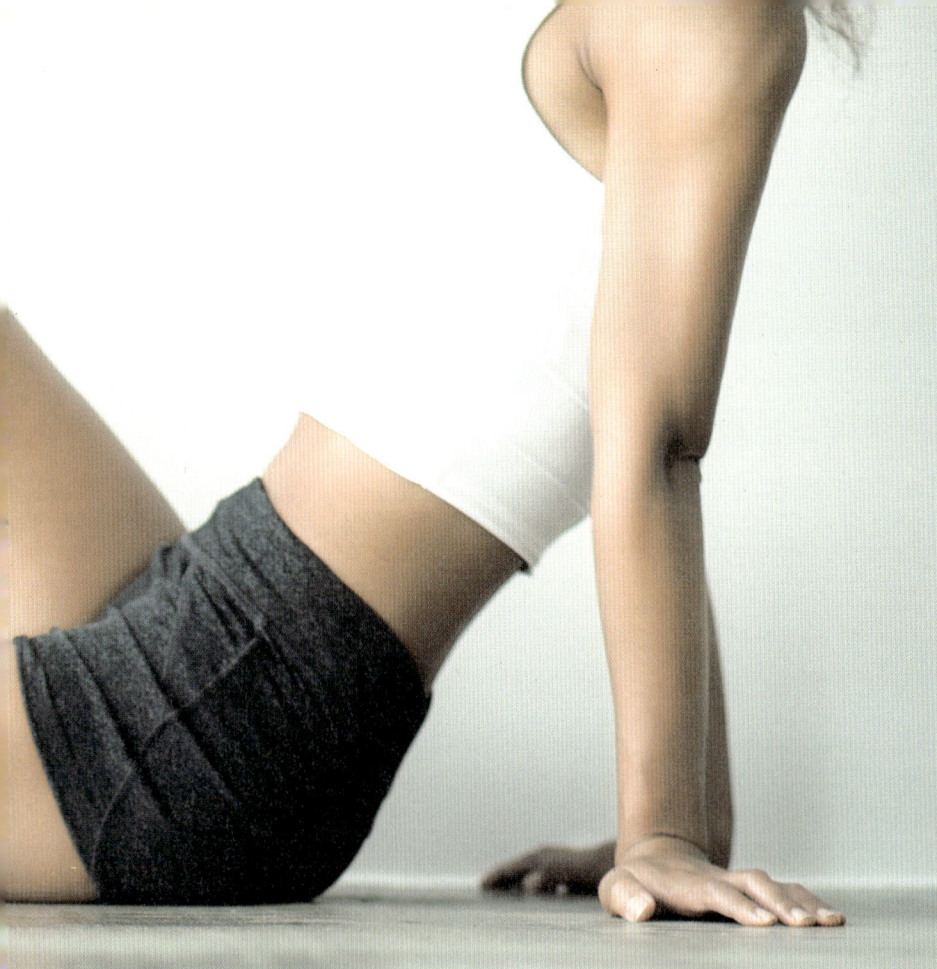

골반은 우리 몸의 중심이자 체중을 받치고 있는 핵심 골격이다. 몸통의 아래쪽 부분을 이루는 뼈로, 양쪽 볼기뼈와 척추뼈 가운데 엉치뼈 및 꼬리뼈로 구성되어 있다. 그런데 이런 골반에 문제가 생기면 신체 전반적으로 균형이 맞지 않아 허리와 등, 목으로 이어져 척추까지 휘게 되고, 고통스러운 통증을 유발하기도 한다. 때문에 우리 몸에서 골반이 대칭을 이루게 하는 것은 필수다.

Section 4

& a leg :

골반의 틀어짐을 완화하는 방법
골반을 바로 잡아주기 위해서는 골반 전반의 근육을 유연하게 하고 단련시키는 동작을 통해 골반 근육의 힘을 키워주는 것이 가장 중요하다.

골반 스트레칭

앉아서 다리 교차해 무릎 누르기

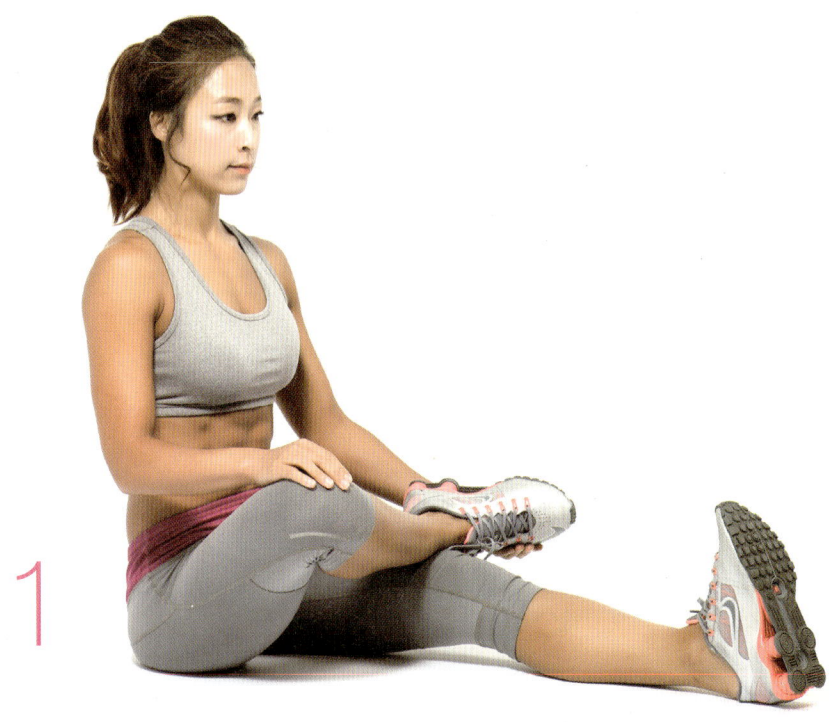

1 허리를 곧게 펴고 앉은 뒤 오른쪽 무릎을 굽혀 오른쪽 발목을 왼쪽 허벅지에 얹는다. 오른손은 오른쪽 무릎 위에 둔다.

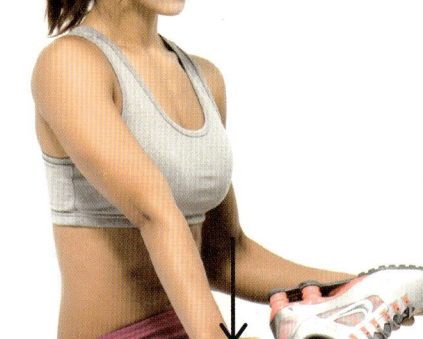

2 오른손으로 오른쪽 무릎을 지그시 누른다. 이 동작을 20초 유지한다.

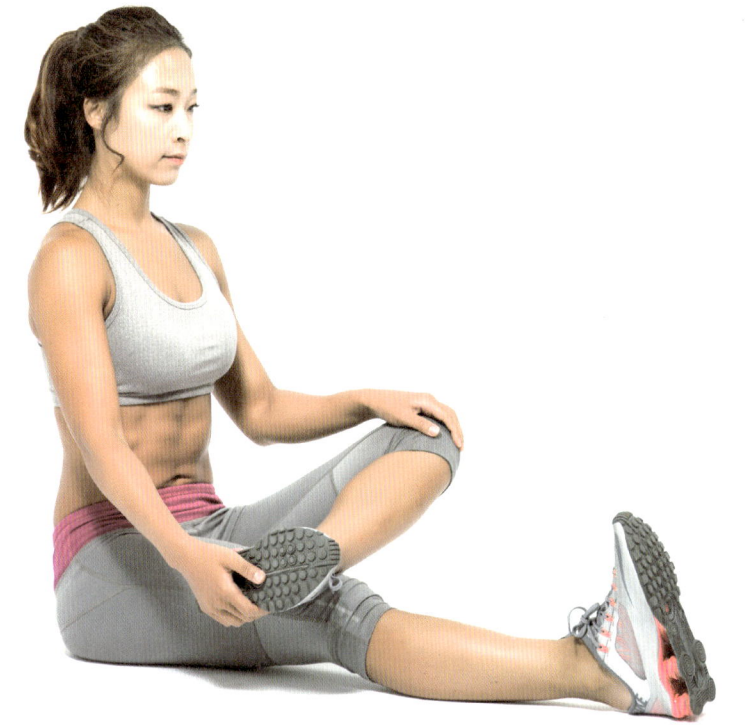

3 이번에는 왼쪽 무릎을 굽혀서 왼쪽 발목을 오른쪽 허벅지에 얹는다. 왼손은 왼쪽 무릎 위에 둔다.

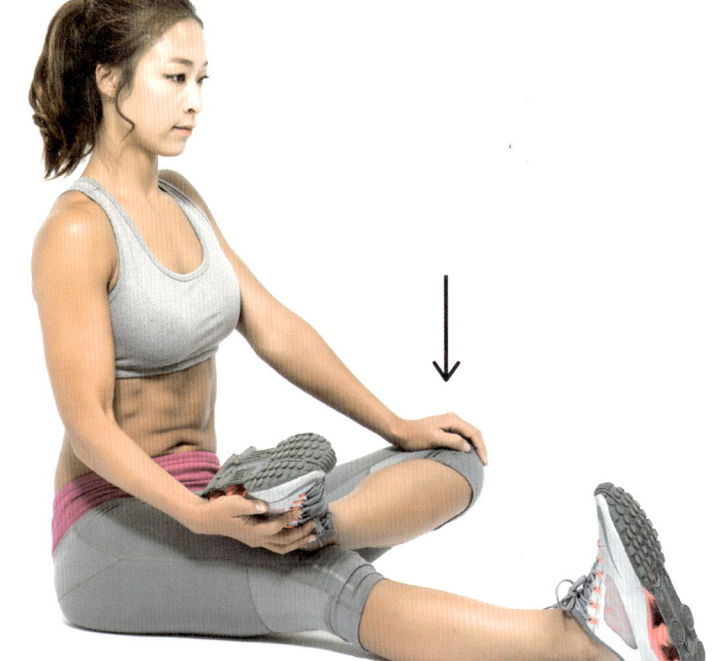

4 왼손으로 왼쪽 무릎을 지그시 누른다. 이 동작을 20초 유지한다.

누워서 골반 돌리기

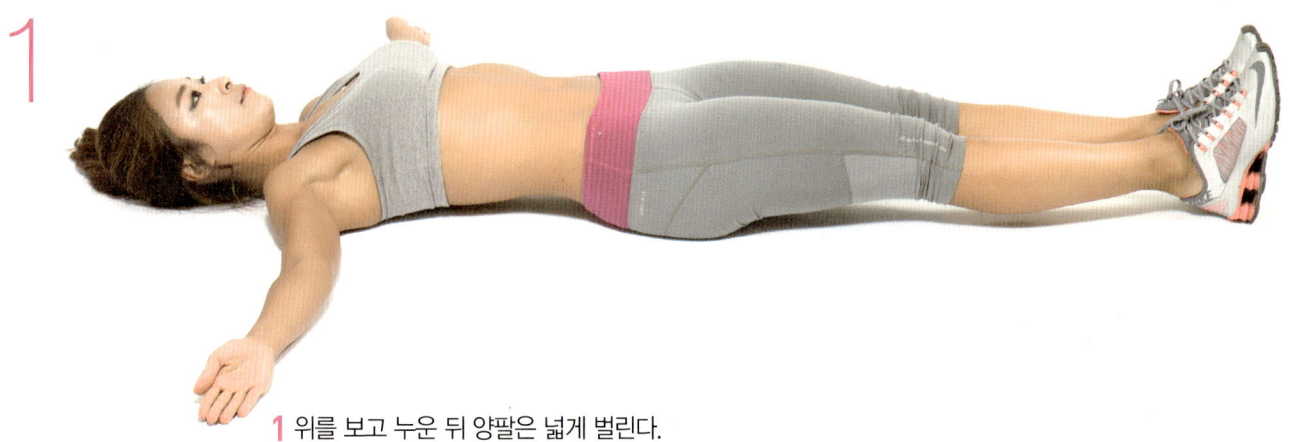

1 위를 보고 누운 뒤 양팔은 넓게 벌린다.

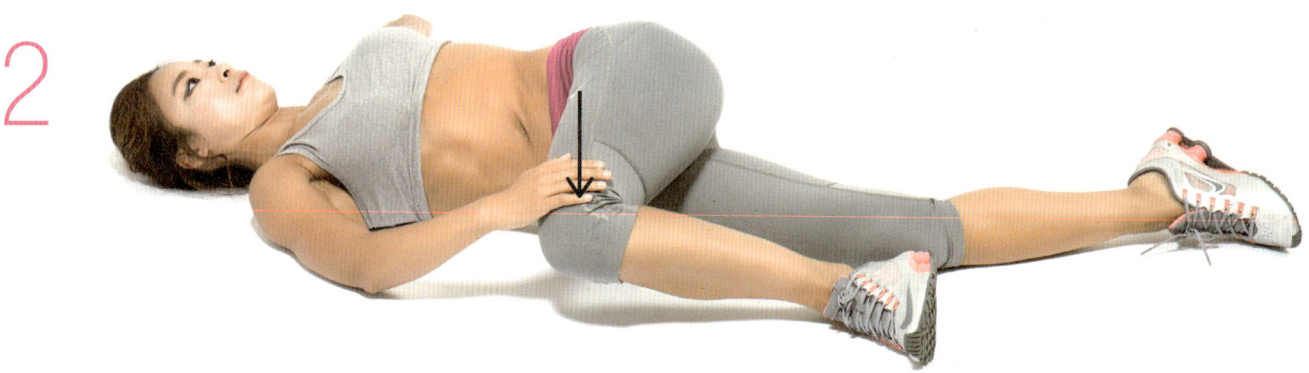

2 왼쪽 무릎을 굽혀 왼쪽 골반을 오른쪽으로 기울인다. 이때 오른손으로 왼쪽 무릎을 잡고 바닥으로 지그시 누른다. 이 동작을 20초 유지한다.

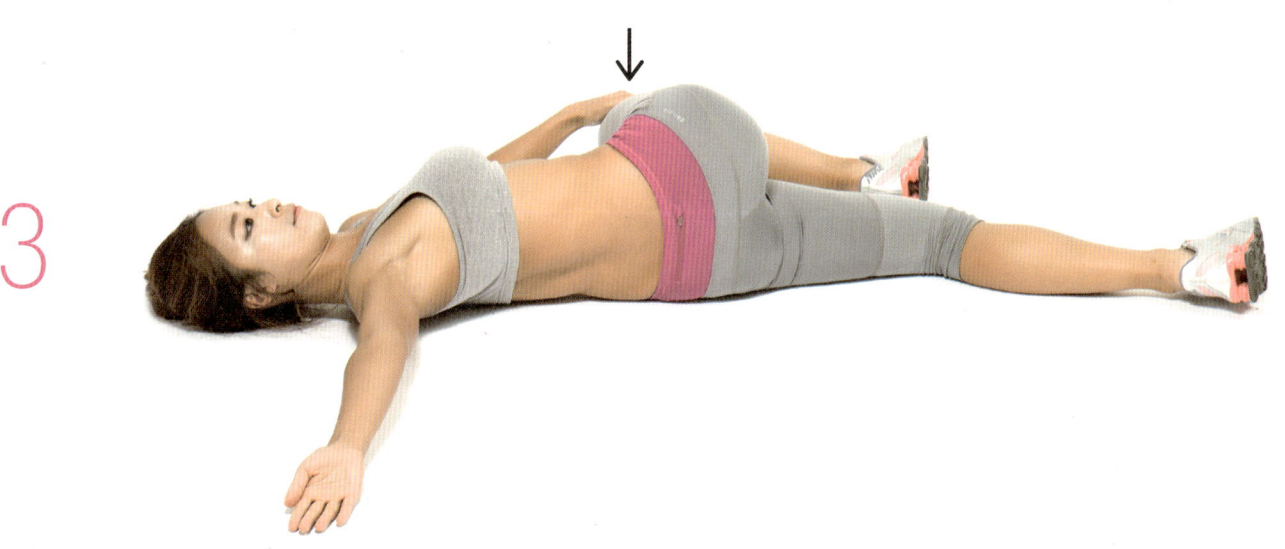

3 반대쪽도 똑같이 실시한다.

누워서 무릎 한쪽씩 접어 당기기

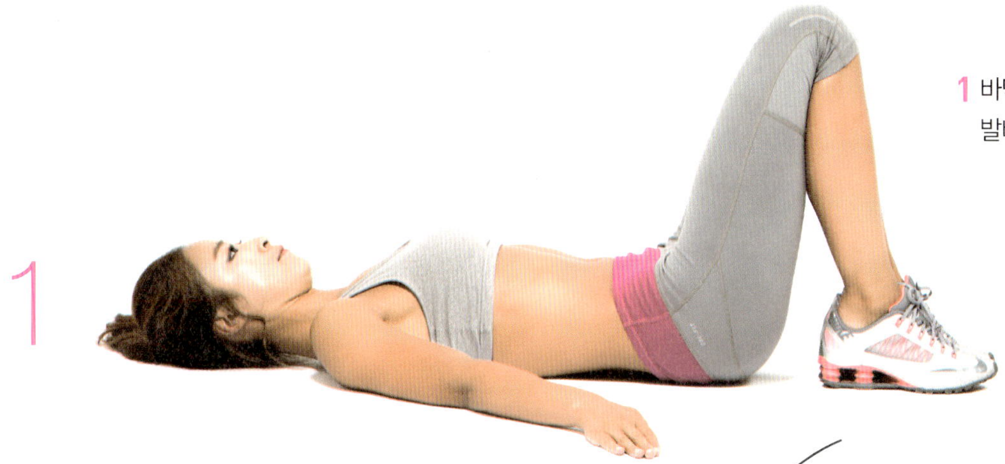

1 바닥에 누운 뒤에 무릎은 굽히고 발바닥을 바닥에 댄다.

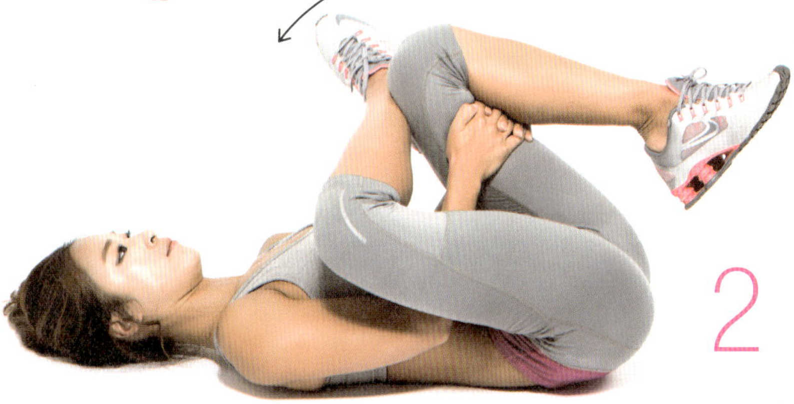

2 오른쪽 다리를 들어 발목을 왼쪽 허벅지에 얹은 뒤 양손으로 왼쪽 허벅지를 감싸 가슴으로 당긴다. 이 동작을 20초 유지한다.

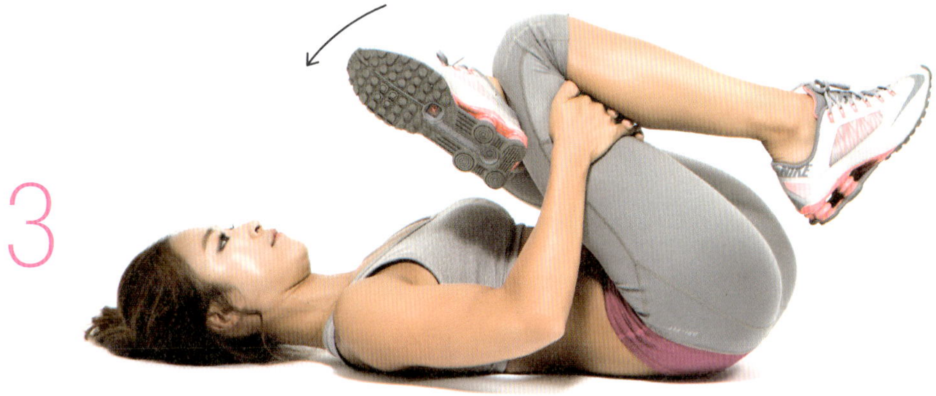

3 ①의 자세로 돌아와 왼쪽 다리를 들어서 발목을 오른쪽 허벅지에 얹고 양손으로 오른쪽 허벅지를 감싸안고 가슴 쪽으로 당겨준다. 이 동작을 20초 유지한다.

Plus Tip

골반 균형에 도움 되는 [이상근] 마사지
바닥에 옆으로 누워 위쪽 손의 엄지손가락을 엉덩이와 허리 사이에 올린다. 그 주변을 꾹꾹 누르며 30초 정도 마사지한다. 반대쪽도 똑같이 실시하면 골반이 부드러워지고 편안해진다.

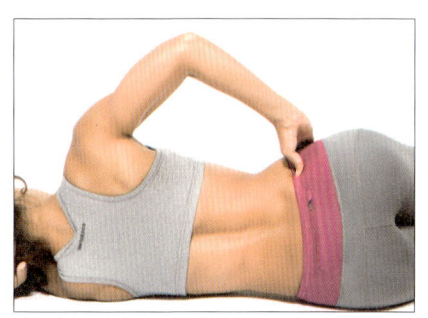

휜 다리(O자 다리) 스트레칭

한쪽 무릎 접어 상체 내리기

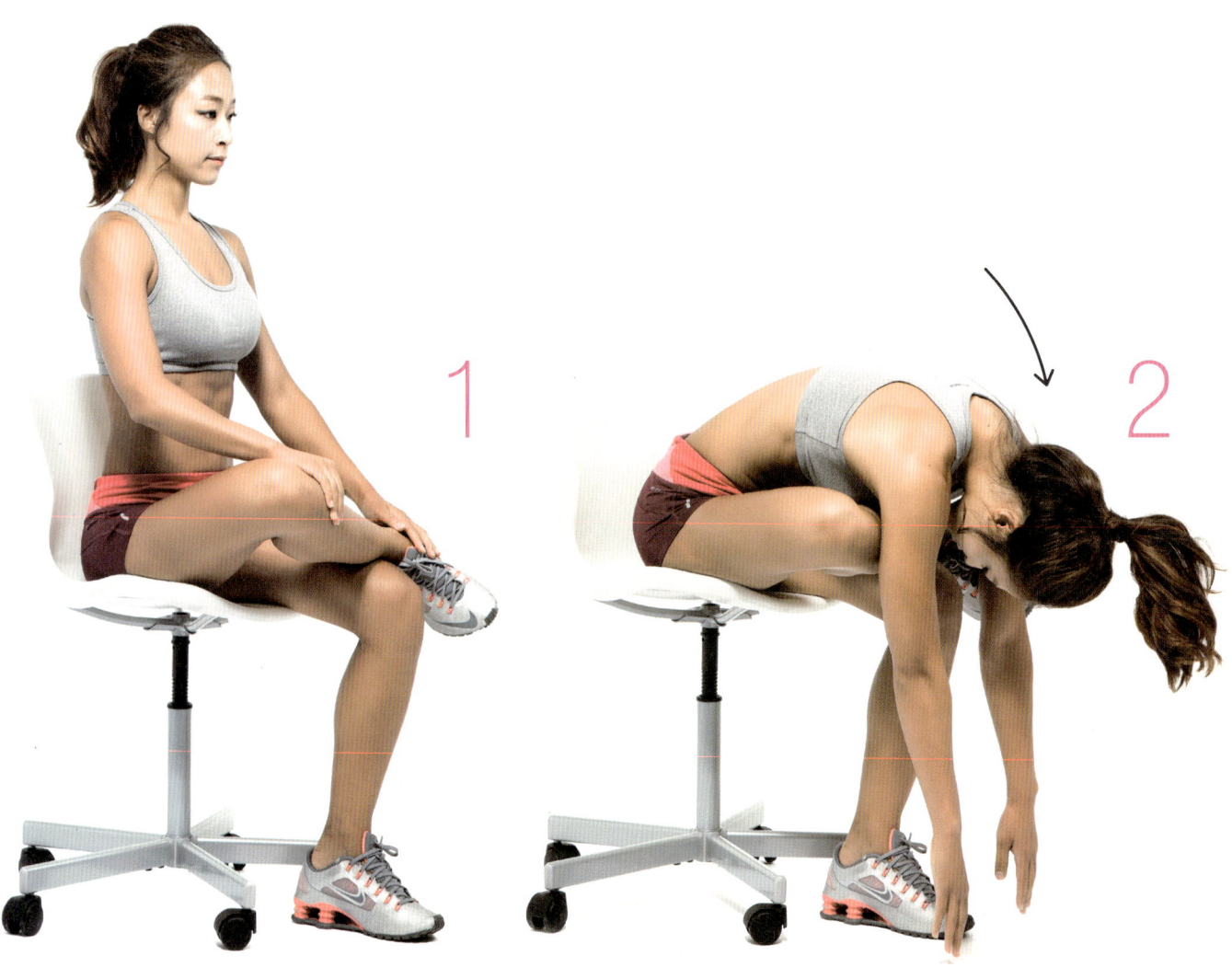

1 의자에 바르게 앉은 뒤 오른쪽 다리를 접어 왼쪽 무릎 위에 올린다.

2 상체를 앞으로 숙이고 양손을 바닥에 댄다. 이 동작을 20초 유지한다.

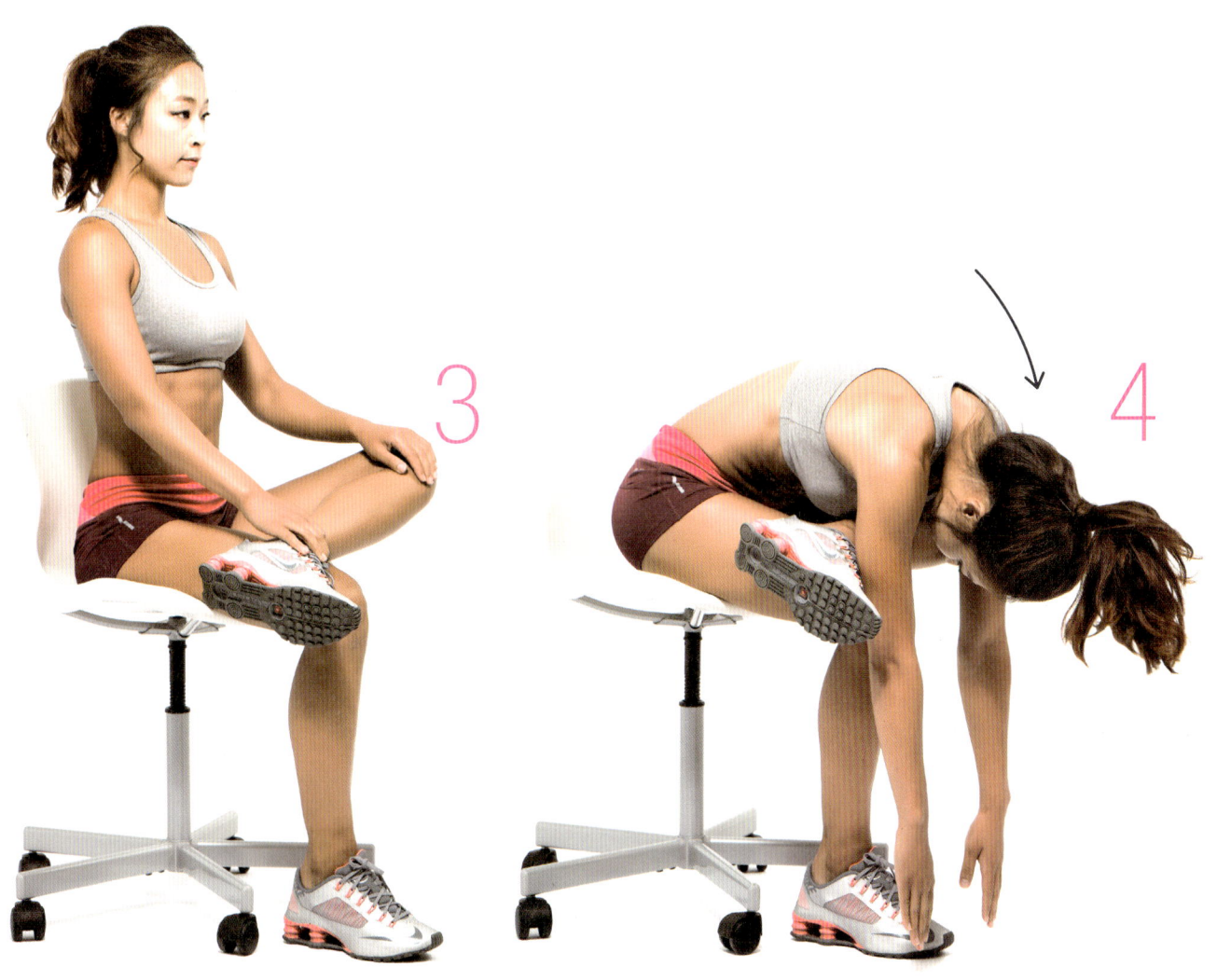

3 오른쪽 다리를 내린 뒤 왼쪽 다리를 접어 오른쪽 무릎 위에 올린다.

4 상체를 앞으로 숙이고 양손을 바닥에 댄다. 이 동작을 20초 유지한다.

벽 짚고 골반 옆으로 빼기

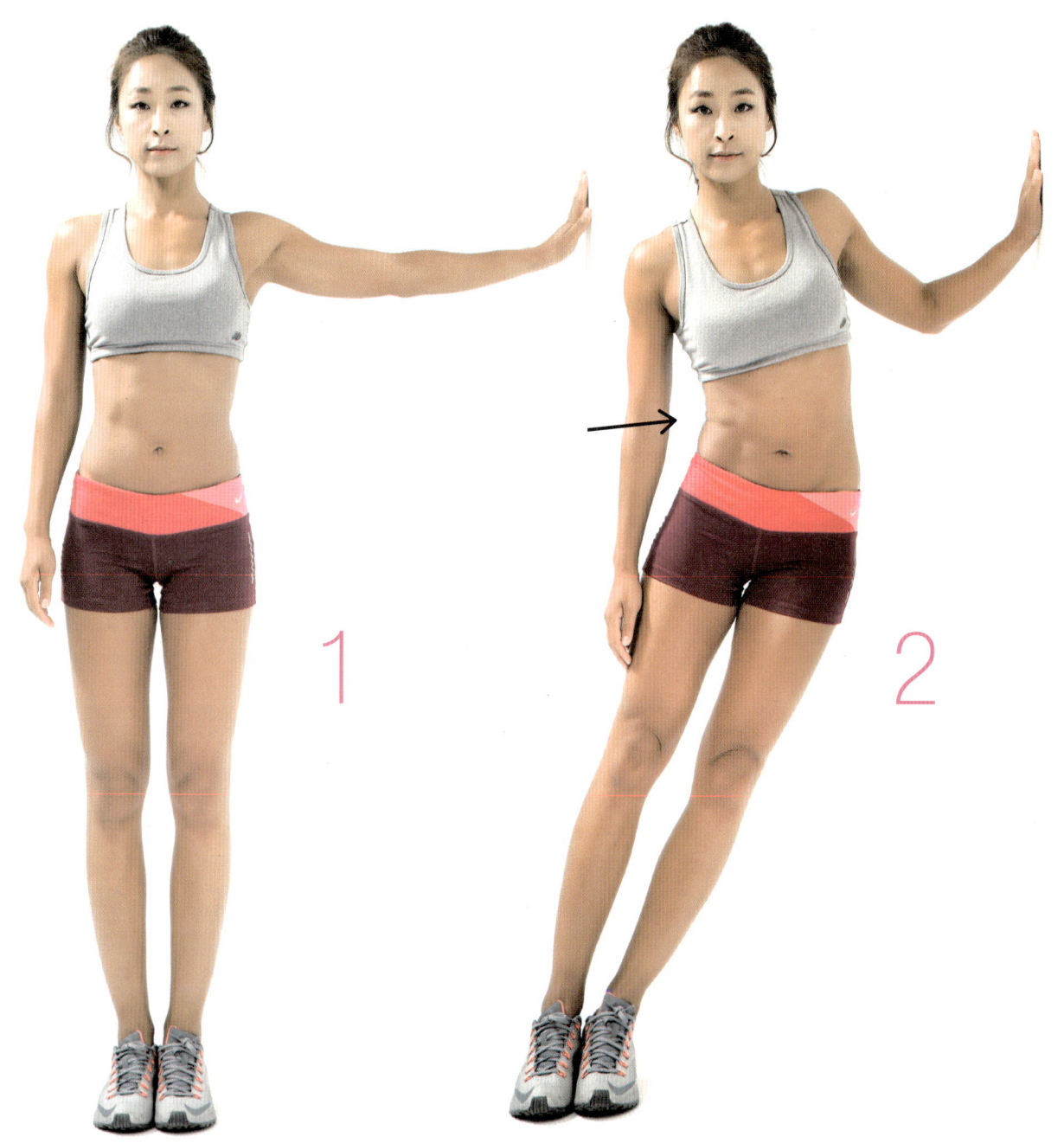

1 벽 옆에 바르게 선 뒤 왼손으로 벽을 짚는다.

2 골반을 최대한 왼쪽으로 뺀다. 발이 밀리지 않도록 하며 20초 유지한다.

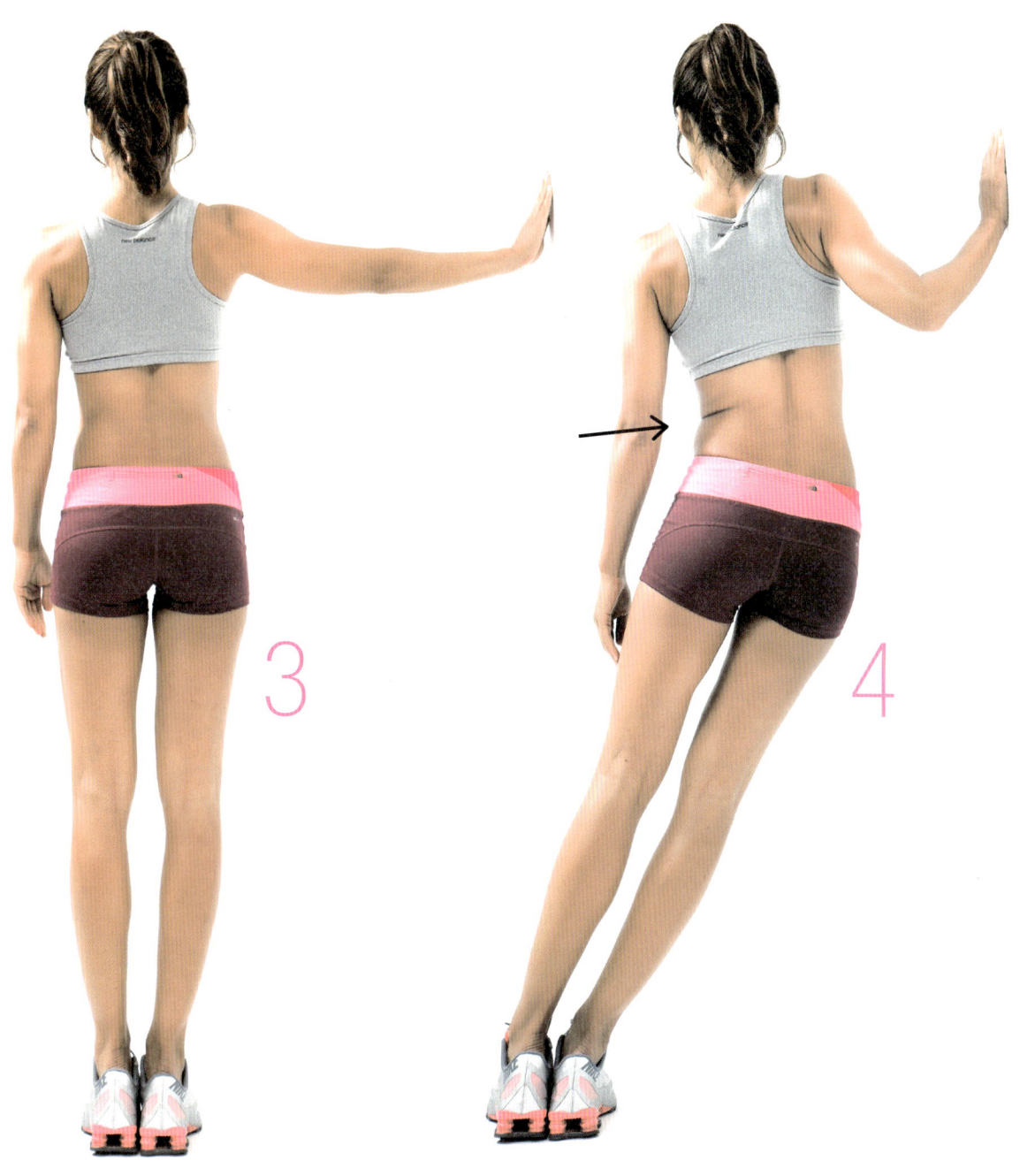

3 몸을 돌려 오른손으로 벽을 짚는다.

4 골반을 최대한 오른쪽으로 빼준다. 발이 밀리지 않도록 하며 20초 유지한다.

무릎에 수건 말아 끼우고 힘주기

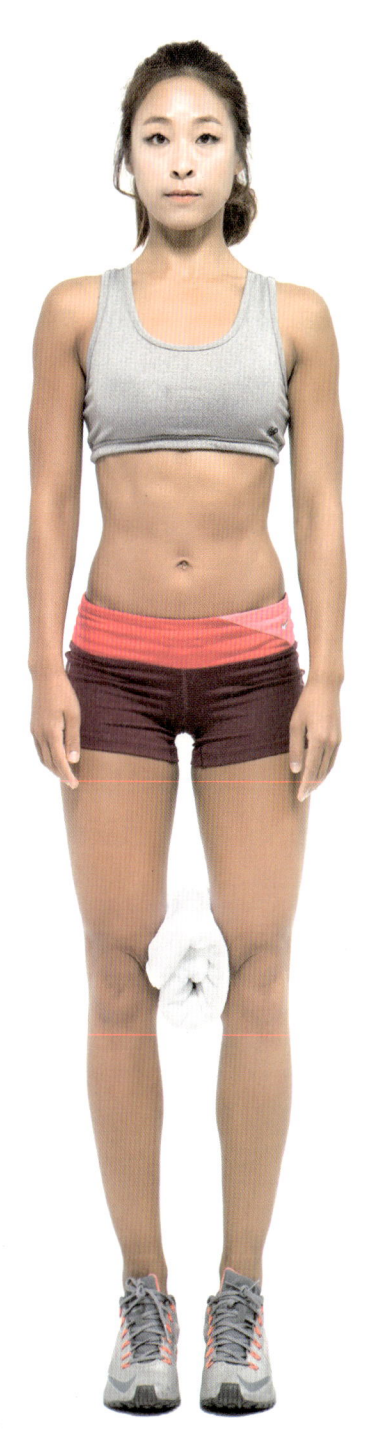

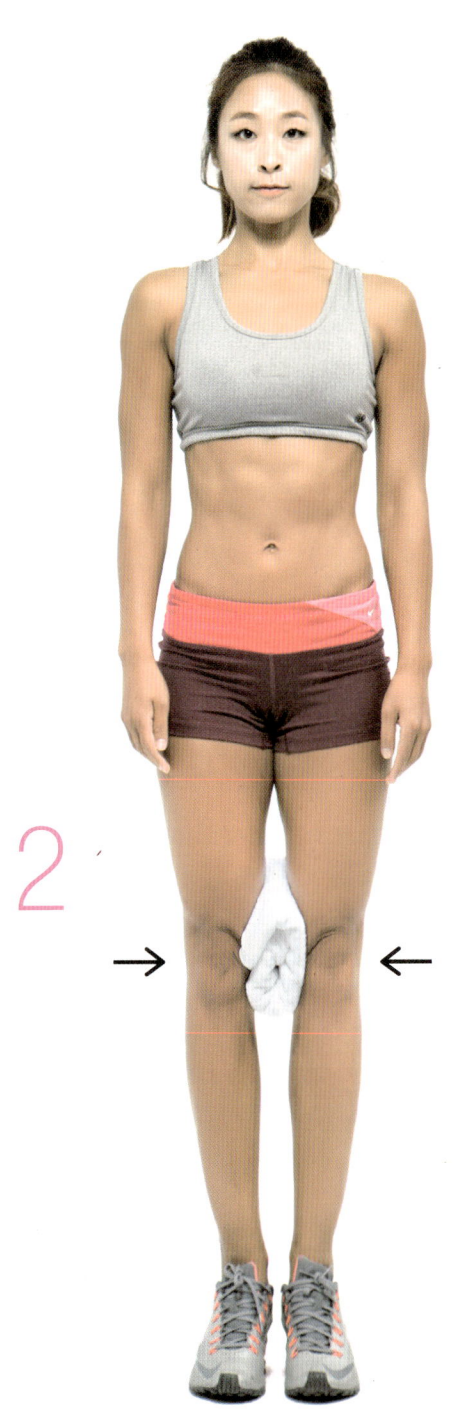

1 수건을 돌돌 말아 무릎 사이에 끼우고 선다.

2 양 무릎을 붙이듯 힘을 준다. 이 동작을 20초 유지한다.

무릎 벌려 엉덩이 내리고 앉기

Plus Tip

O자 다리에 도움 되는 마사지

다리가 바깥으로 휜 O자 다리의 경우 허벅지 바깥쪽 근육이 뭉쳐 그 부분이 불룩하게 튀어나오기 쉽다. 이렇게 되면 원래 휜 다리가 더욱 바깥으로 휘어 보일 수밖에 없다. 마사지로 뭉친 부분을 풀어주면 보기 싫은 허벅지 바깥쪽 군살을 정리하는 데 도움이 된다. 오른쪽 몸이 아래로 오도록 옆으로 누운 뒤 양다리를 굽혀 엉덩이와 무릎이 일직선이 되도록 한다. 왼손을 주먹 쥔 뒤 허벅지 옆을 엉덩이에서 무릎까지 쓸어내리며 마사지한다. 반대쪽도 똑같이 실시한다.

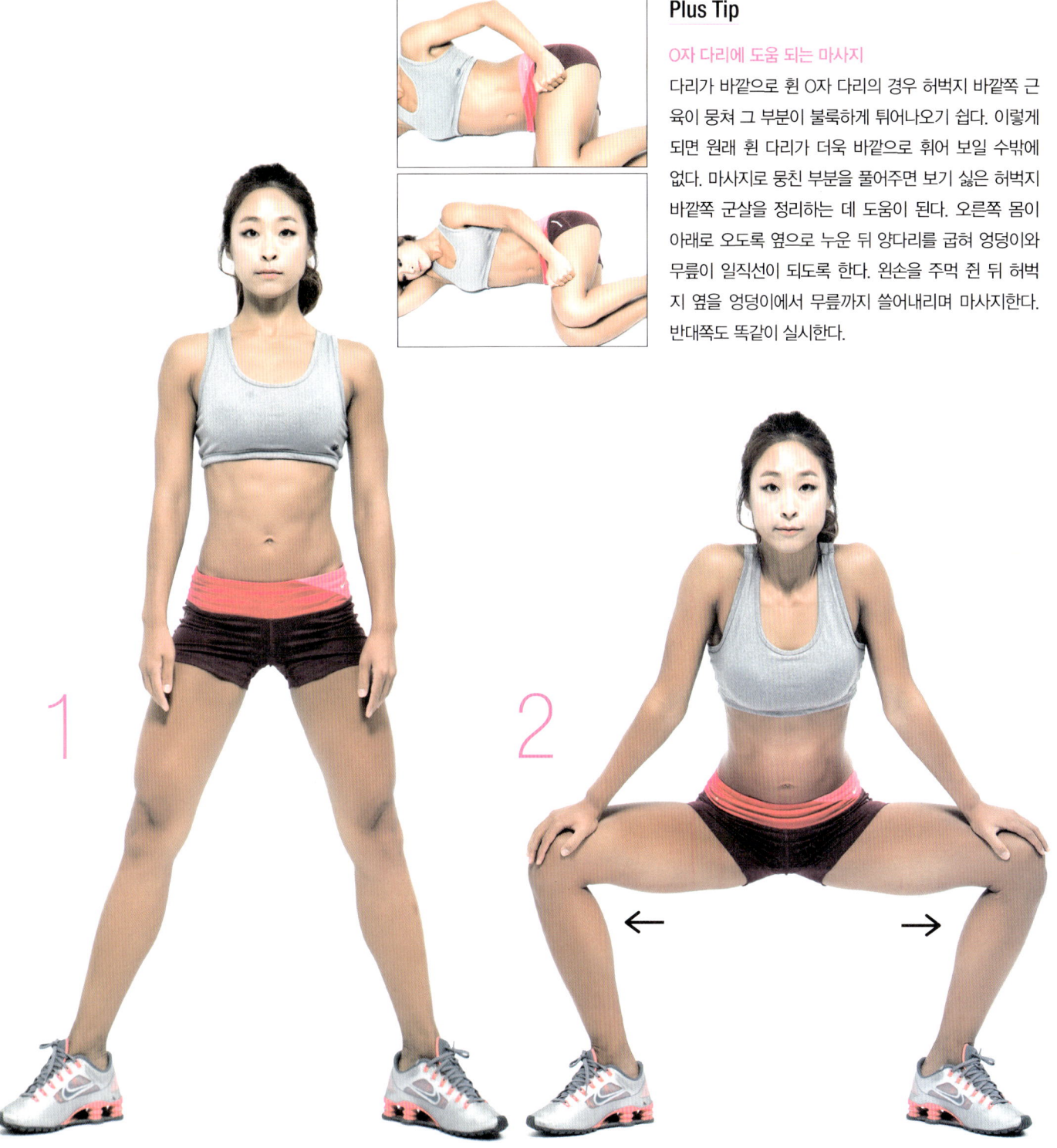

1 다리를 어깨보다 넓게 벌리고 선다.

2 엉덩이를 아래로 내리면서 무릎을 벌린다. 무릎이 안쪽으로 모이지 않게 양손으로 살짝 밀어준다. 엉덩이가 무릎 높이와 일직선이 되면 20초 유지한다.

휜 다리(X자 다리) 스트레칭

옆으로 누워 다리 올리기

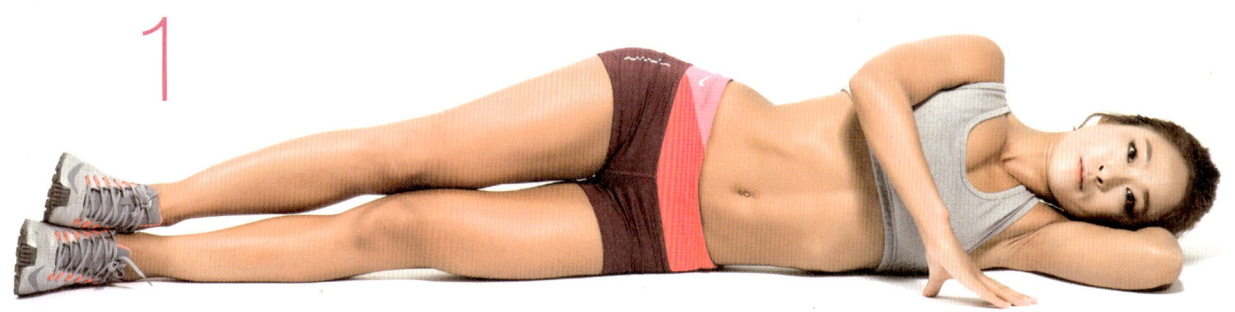

1 오른쪽 어깨가 위로 오도록 옆으로 누운 뒤 왼쪽 팔로 머리를 괴고 오른손은 몸 앞에 둔다.

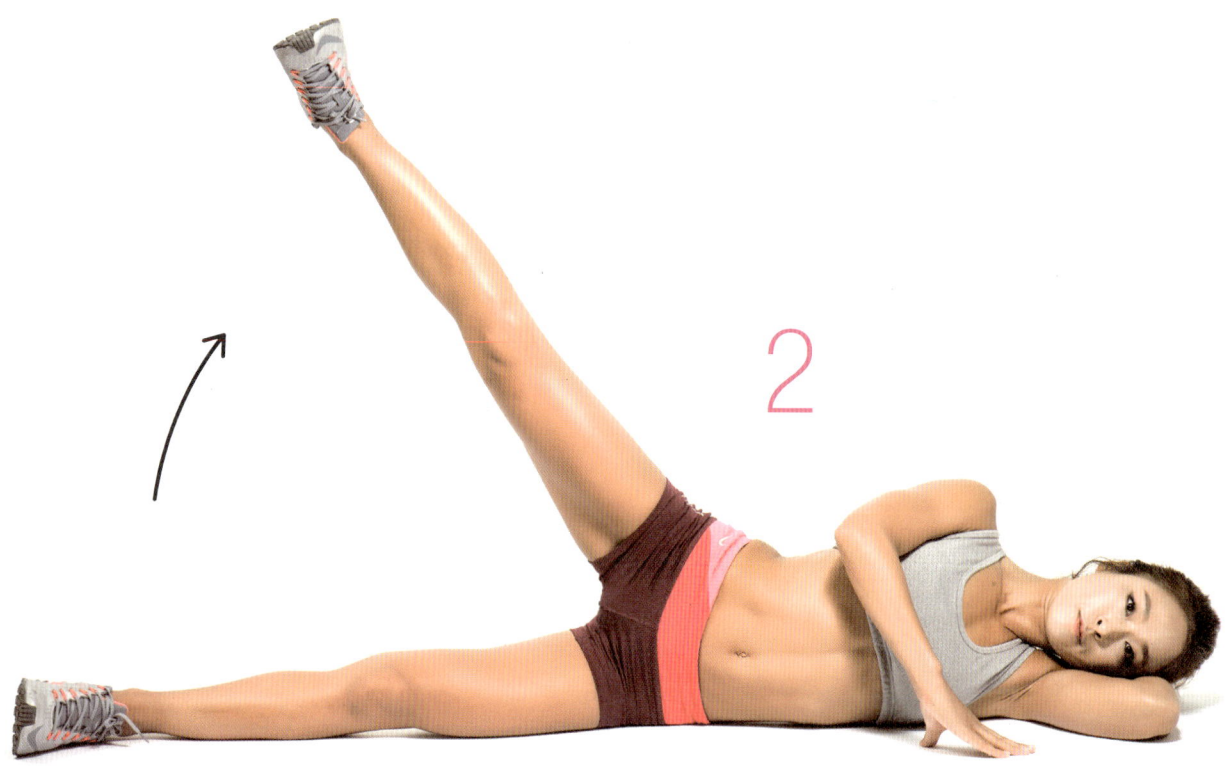

2 오른쪽 다리를 위로 높게 든다. 상체에 힘을 주지 말고 다리는 무릎이 굽지 않도록 곧게 편다. 이 동작을 20초 유지한다.

3

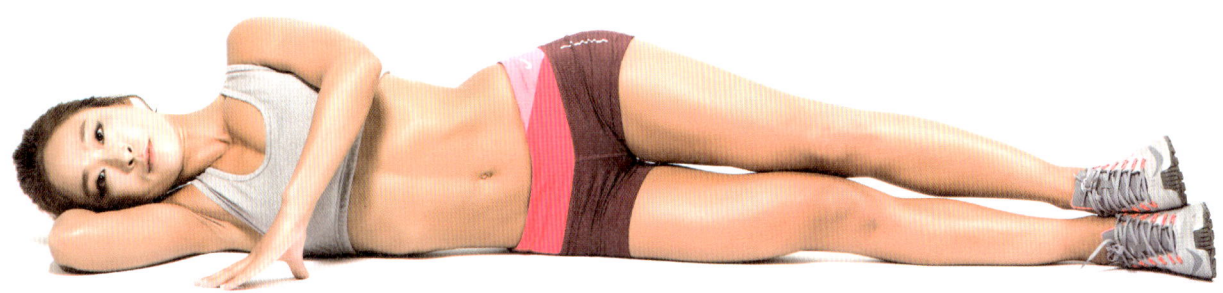

3 왼쪽 어깨가 위로 오도록 옆으로 누운 뒤 오른쪽 팔로 머리를 괴고 왼손은 몸 앞에 둔다.

4

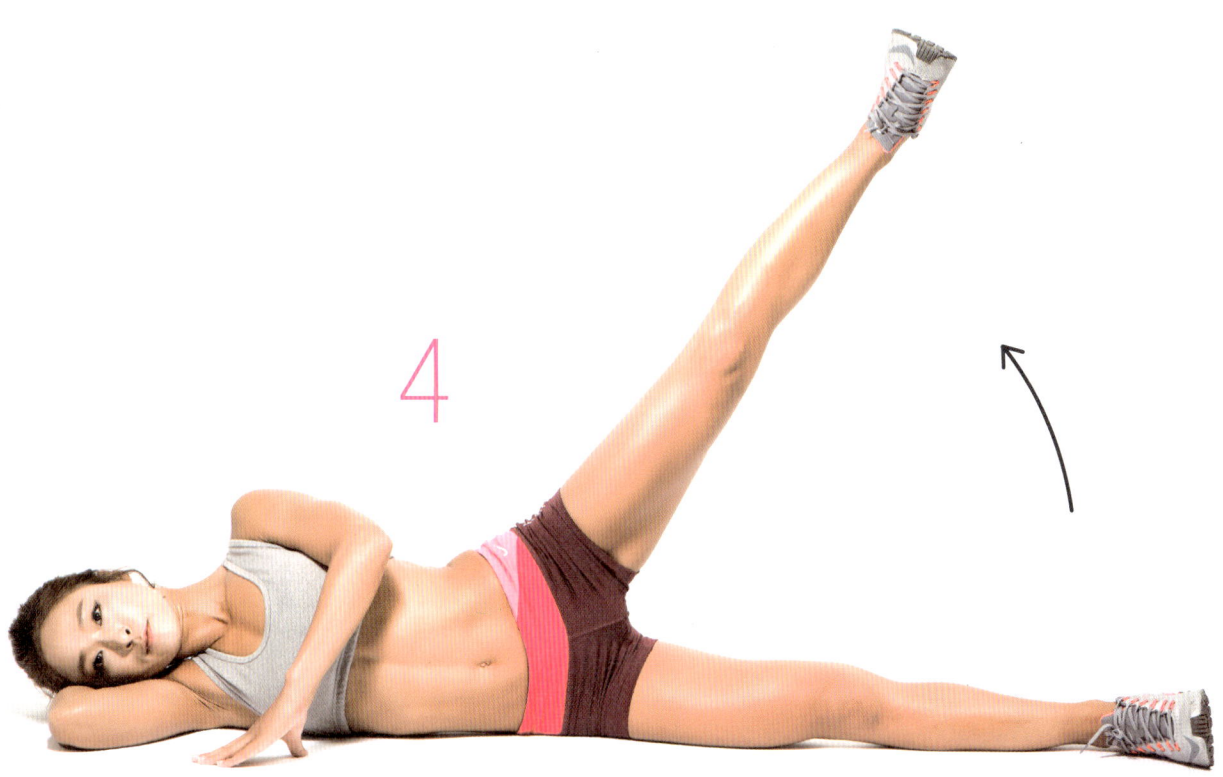

4 왼쪽 다리를 위로 높게 든다. 상체에 힘을 주지 말고 다리는 무릎이 굽지 않도록 곧게 편다. 이 동작을 20초 유지한다.

벽 짚고 무릎 굽혀 다리 들어 올리기

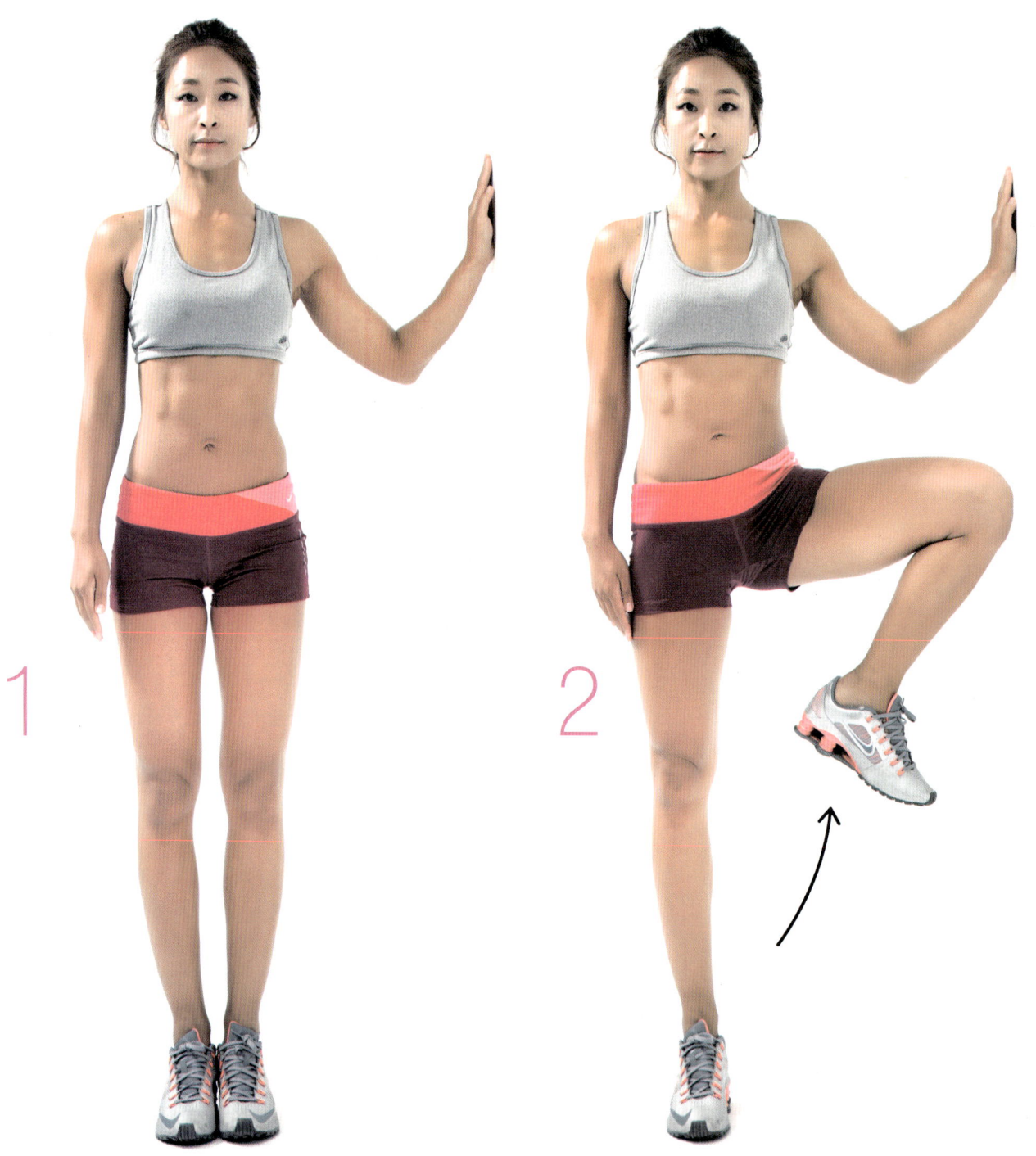

1 허리를 펴고 벽 옆에 바르게 선다. 왼손을 올려 벽을 짚는다.

2 왼쪽 무릎을 굽히며 엉덩이 옆으로 들어 올린다. 이 동작을 20초 유지한다.

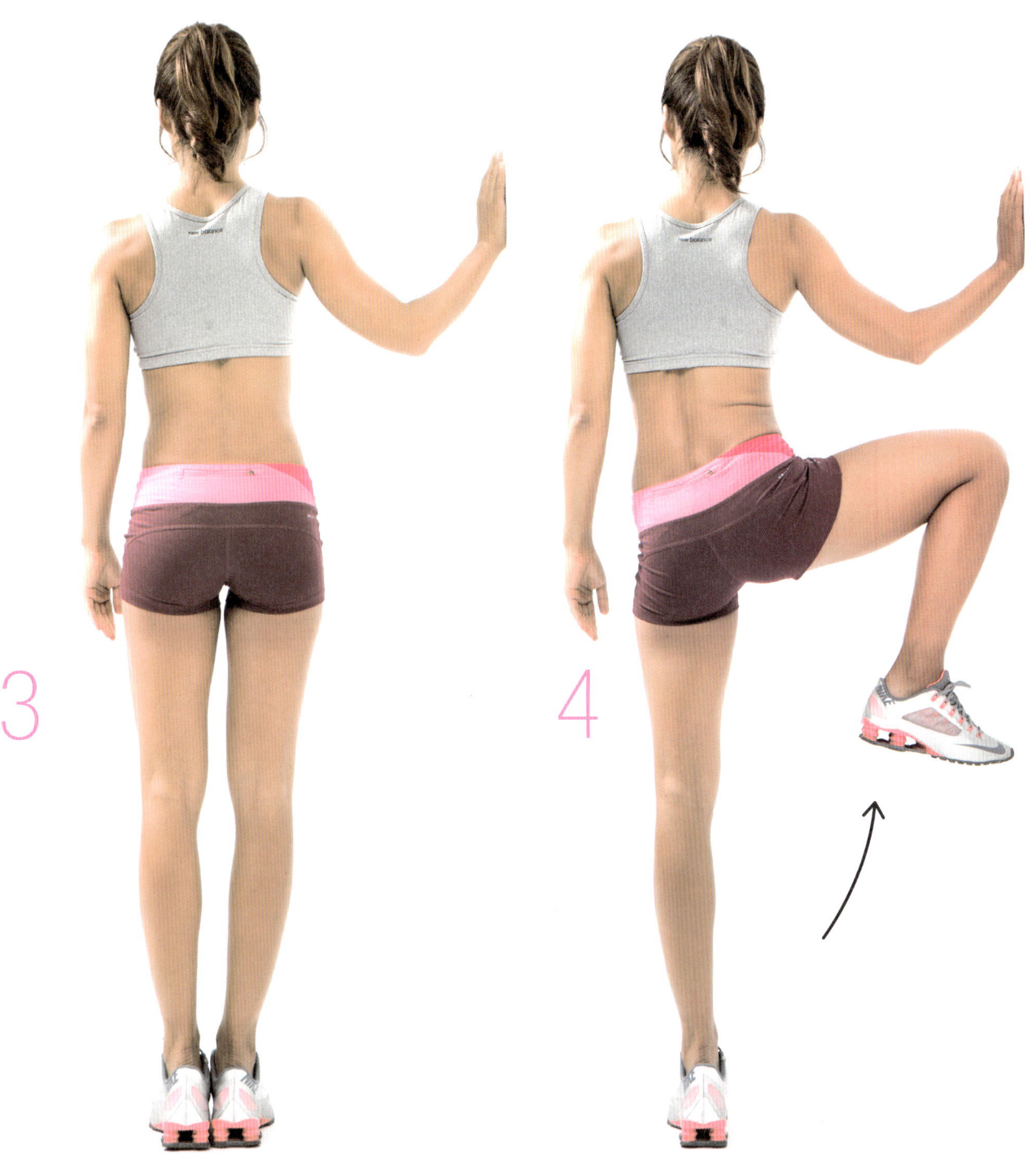

3 몸을 돌려 오른손을 올려 벽을 짚는다.

4 오른쪽 무릎을 굽히며 엉덩이 옆으로 들어 올린다. 이 동작을 20초 유지한다.

앉아서 발바닥 붙여 무릎 내리기

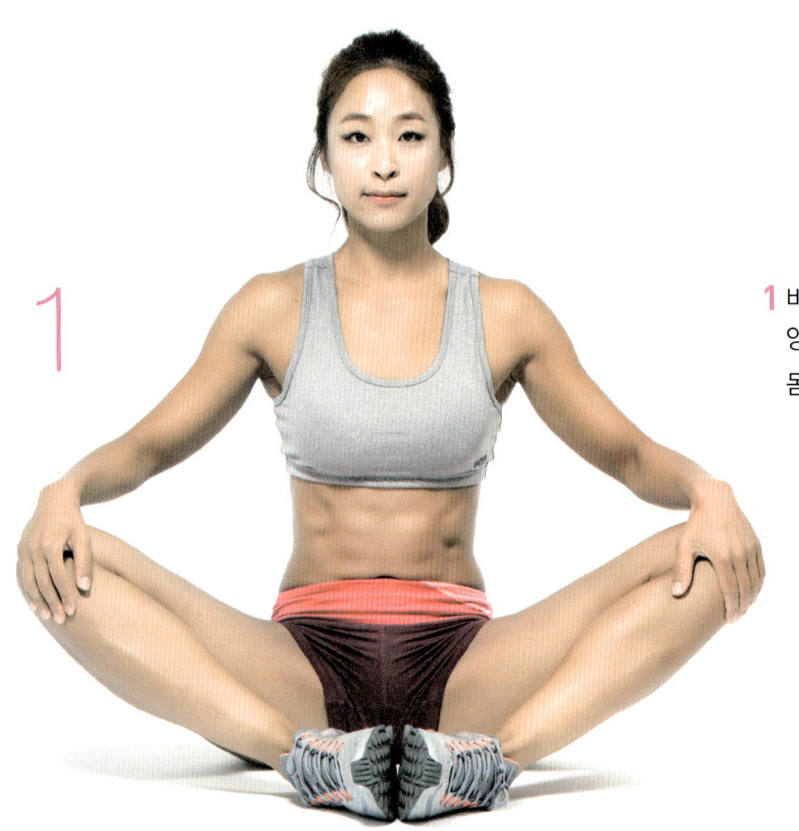

1 바닥에 양발을 붙여 모으고 앉는다. 양손을 양 무릎 위에 얹고 양발을 몸 쪽으로 최대한 끌어당긴다.

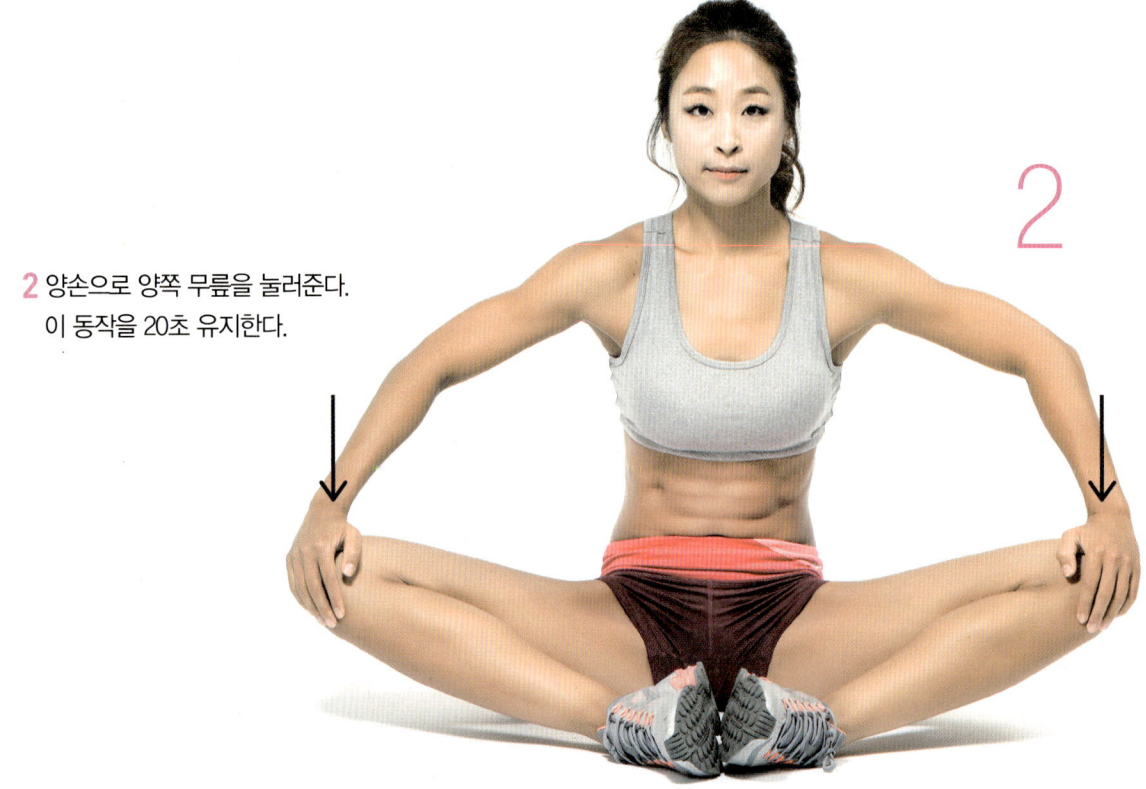

2 양손으로 양쪽 무릎을 눌러준다. 이 동작을 20초 유지한다.

무릎 묶고 다리 벌리기

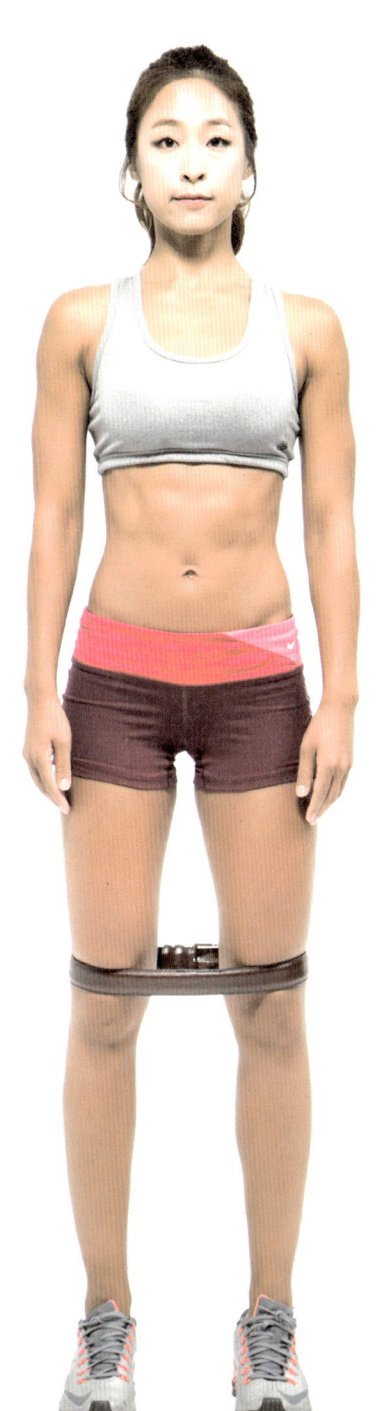

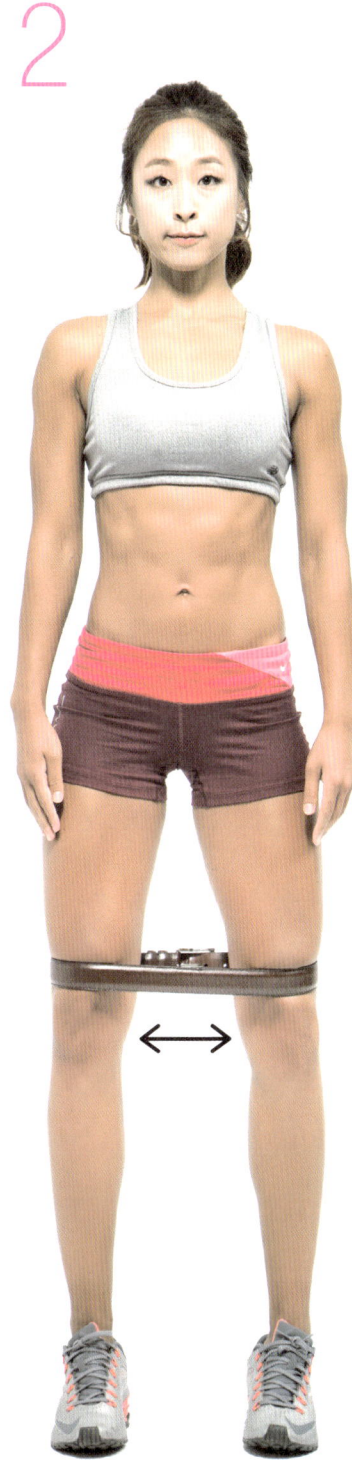

Plus Tip

X자 다리 완화에 도움 되는 마사지

허벅지가 안쪽으로 휜 X자 다리의 경우 허벅지 안쪽에 군살이 뭉치기 쉽다. 이곳을 풀어주면 보기 싫은 군살이 정리되고, 혈액 순환이 원활해져 하체의 부종이나 노폐물 제거에도 도움이 된다. 바닥에 앉은 자세에서 한쪽 다리를 굽히고 양손으로 굽힌 다리의 허벅지 안쪽을 넓게 잡고 30초 정도 주물러준다. 반대쪽도 똑같이 실시한다.

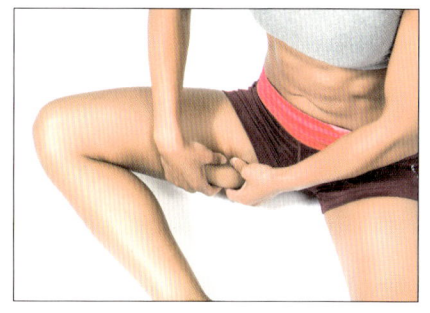

1 줄이나 끈을 이용해 무릎을 가볍게 묶고 바르게 선다.

2 무릎을 바깥쪽으로 밀어주듯이 벌린다. 이 동작을 20초 유지한다.

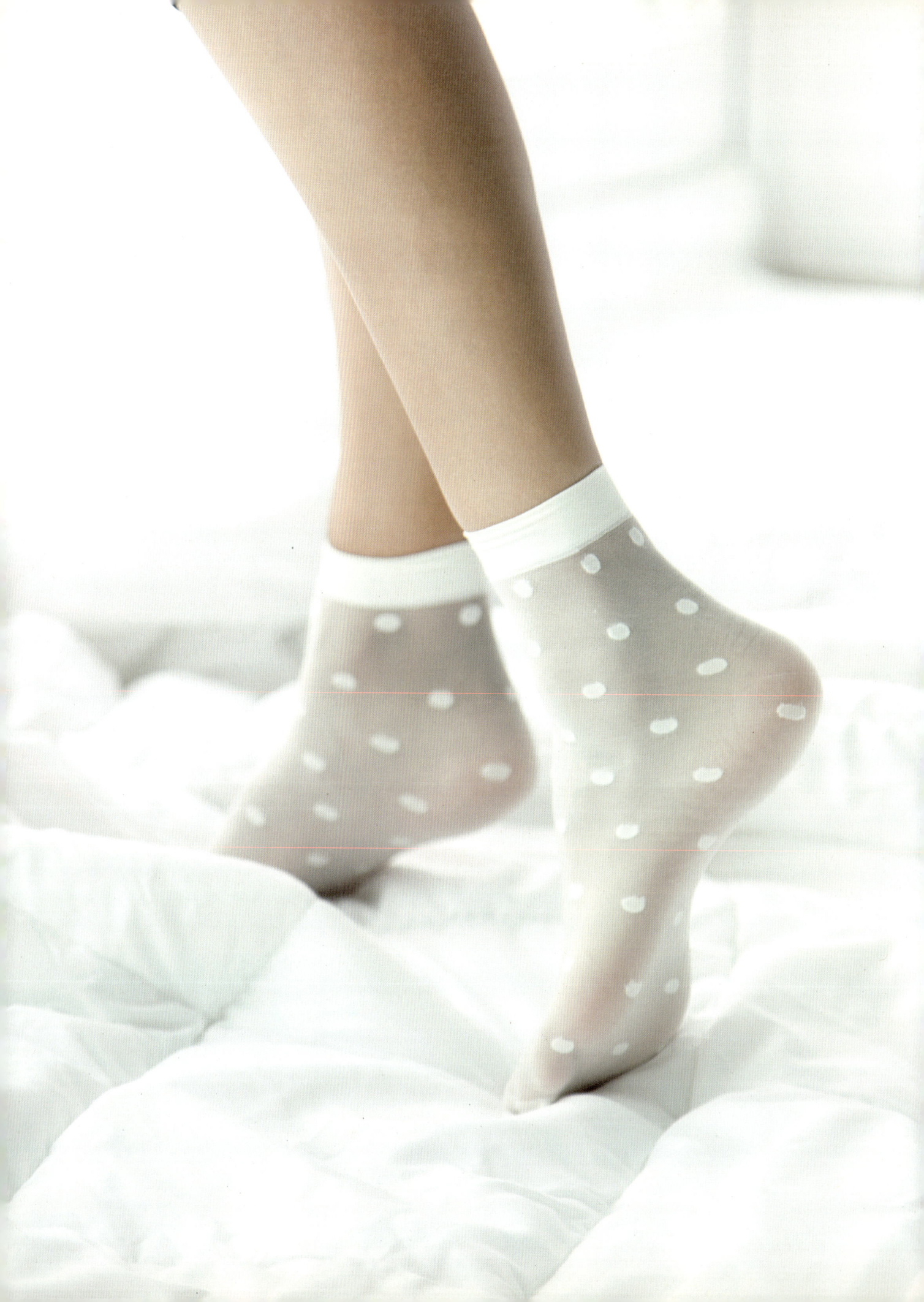

☑ 평소에 하이힐을 즐겨 신는 편이다.
☑ 나쁜 자세가 굳어져 골반부터 틀어져 있다.
☑ 오래 서 있는 게 일상이다.
☑ 팔자걸음, 안짱걸음 등 걸음걸이가 바르지 못하다.
☑ 선천적으로 부종이 잘 생기는 편이다.
☑ 발목 통증을 자주 느낀다.

발목 스트레칭

Section 5

an ankle :

우리나라 여성 중 발목에 자신 있는 사람들은 얼마 되지 않는다. 발목은 심장에서 가장 멀리 떨어져 있고, 중력의 영향을 많이 받기 때문에 혈액 순환이 원활하지 않은 부위다. 게다가 하이힐을 즐겨 신거나 나쁜 자세가 습관화된 경우, 오래 서 있는 시간이 많은 경우, 음식을 짜게 먹거나 선천적으로 부종이 잘 생기는 경우 등은 발목이 굵어져서 콤플렉스가 되기 쉽다.

단순히 외관상으로 보이는 발목의 두께만이 문제가 아니라 건강한 몸을 유지하는 데에도 좋지 않은 영향을 미친다는 것이 더욱 문제다. 발목의 균형이 흐트러지면 걸음걸이까지 나빠지기 십상이다. 일반적으로 팔자걸음은 양발의 각도가 심하게 벌어졌을 때 나타나는데, 평상시 고관절 스트레칭과 발목 스트레칭을 지속적으로 실시해서 바깥쪽으로 굳어진 고관절을 유연하게 만들어주면 어느 정도 교정이 가능하다.

발목 한쪽씩 바깥으로 꺾기

1 바르게 서서 오른쪽 발목을 바깥으로 꺾어 발바닥이 몸 안쪽으로 향하도록 세운다. 이 동작을 20초 유지한다.

2 반대쪽도 똑같이 실시한다.

발목 동시에 바깥으로 꺾기

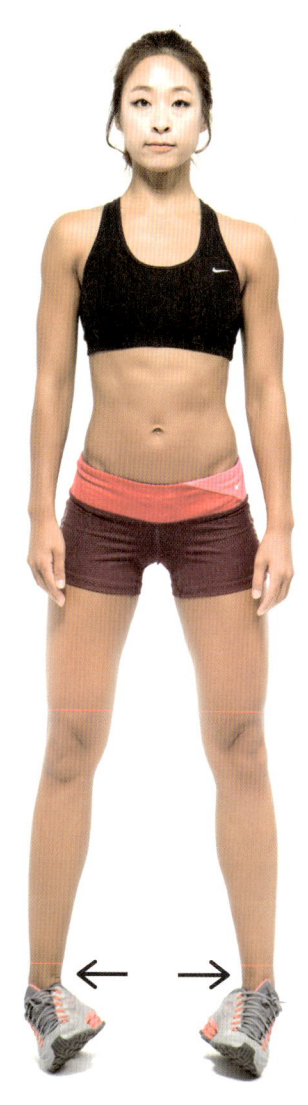

바르게 서서 양쪽 발목을 동시에 바깥으로 꺾어 발바닥이 서로 마주보도록 한다. 이 동작을 20초 유지한다.

앉아서 엄지발가락 모으기

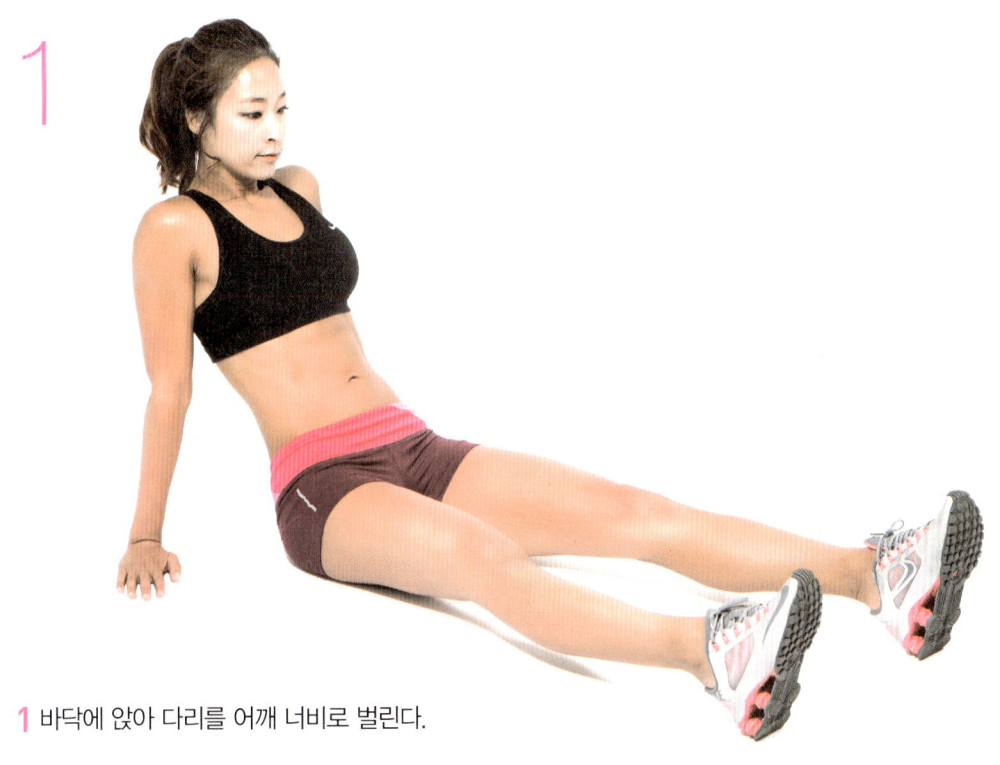

1 바닥에 앉아 다리를 어깨 너비로 벌린다.

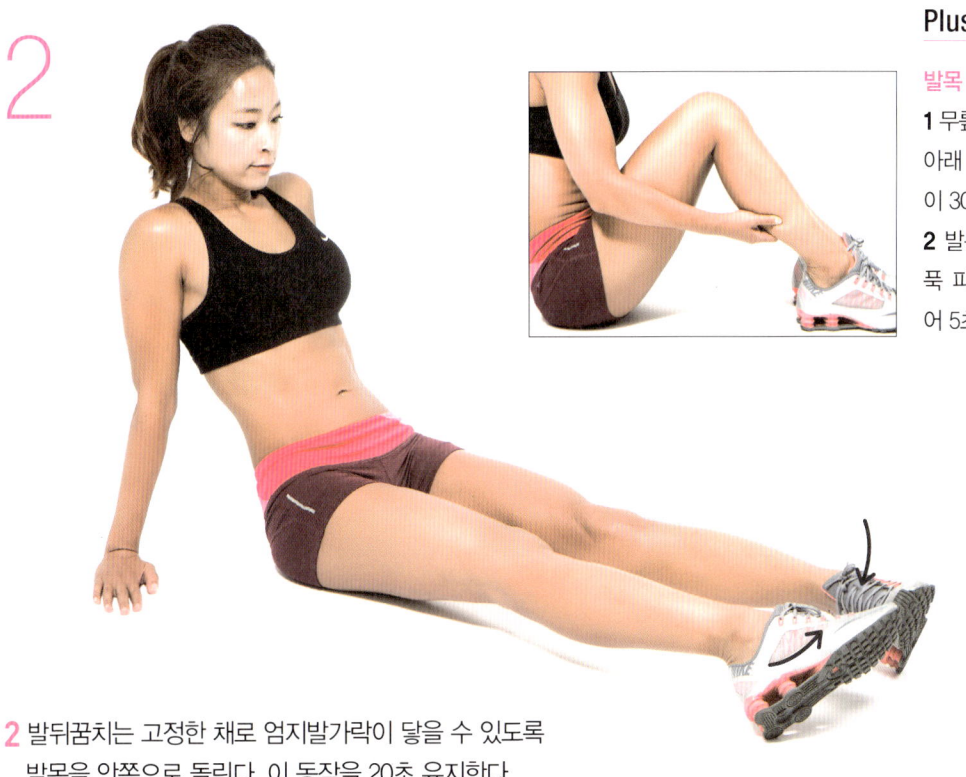

2 발뒤꿈치는 고정한 채로 엄지발가락이 닿을 수 있도록 발목을 안쪽으로 돌린다. 이 동작을 20초 유지한다.

Plus Tip

발목 건강에 도움 되는 마사지

1 무릎을 굽히고 바닥에 앉아 종아리 아래 근육을 양손으로 넓게 꼬집듯이 30초간 주무른다.
2 발목 안쪽의 복사뼈 뒤쪽으로 움푹 파인 곳을 엄지손가락으로 힘주어 5초간 누른다.

다리 교차해 발등 눕히기

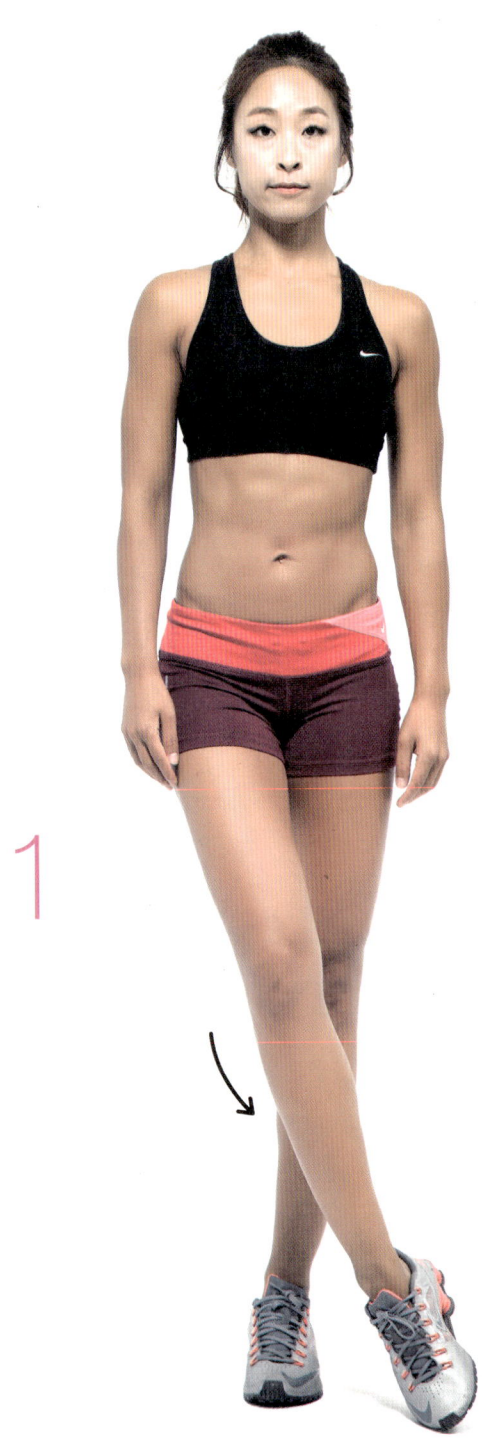

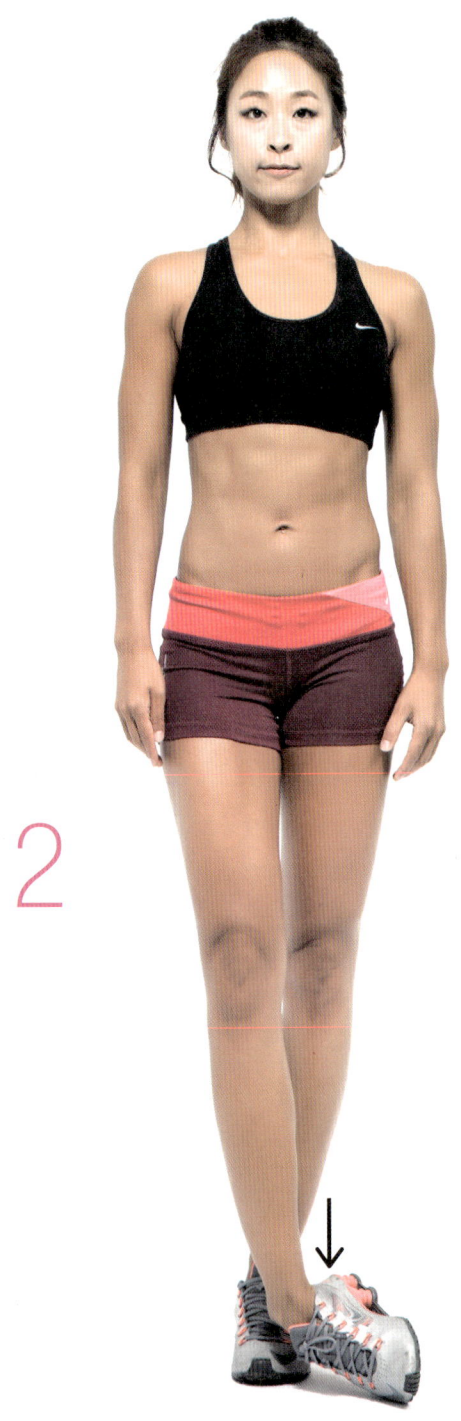

1 바르게 서서 오른발을 왼발의 바깥쪽 옆으로 이동시킨다. 오른발의 발끝은 세운다.

2 오른쪽 발등을 바닥으로 눕힌다는 생각으로 발목을 꺾는다. 이 동작을 20초 유지한다.

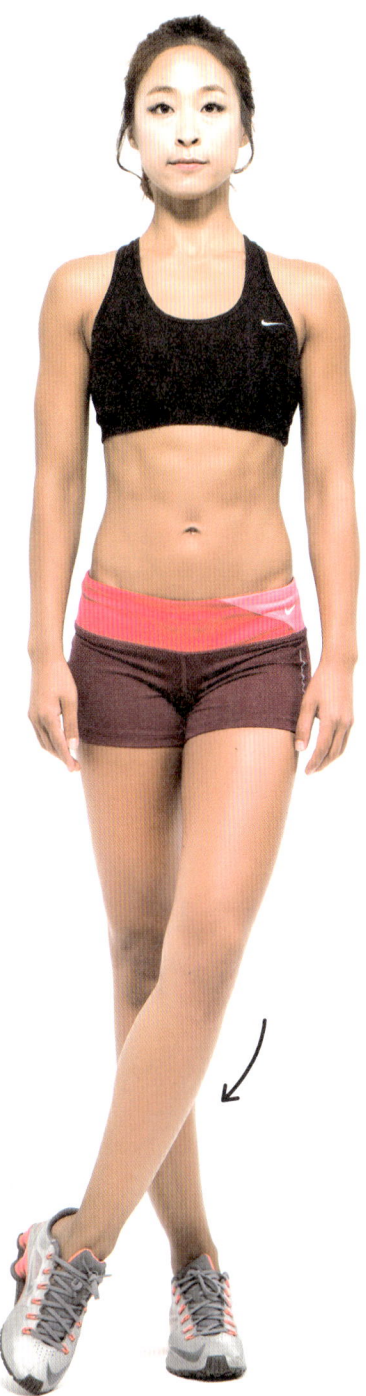

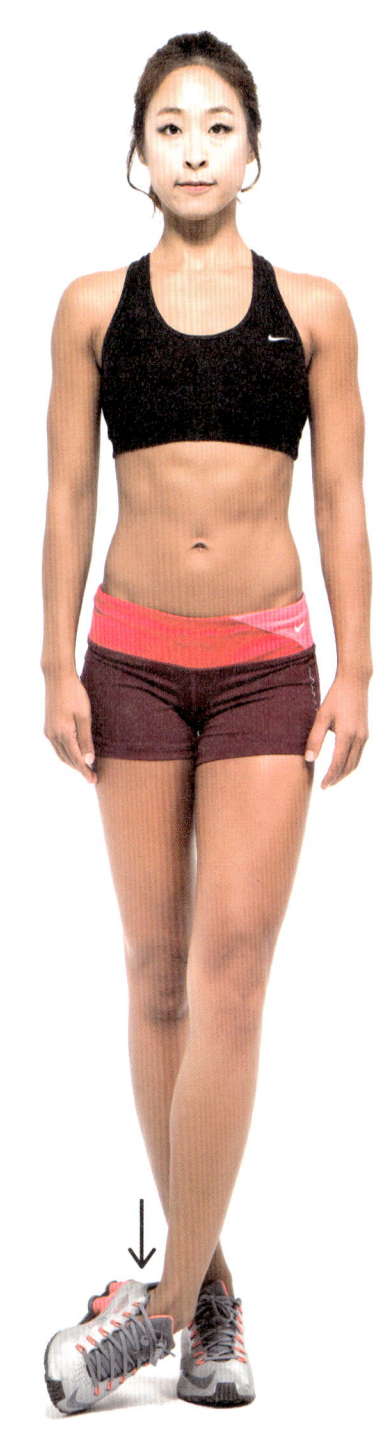

3 다리를 바꿔 왼발을 오른발의 바깥쪽 옆으로 이동시킨다. 왼발의 발끝은 세운다.

4 왼쪽 발등을 바닥으로 눕힌다는 생각으로 발목을 꺾는다. 이 동작을 20초 유지한다.

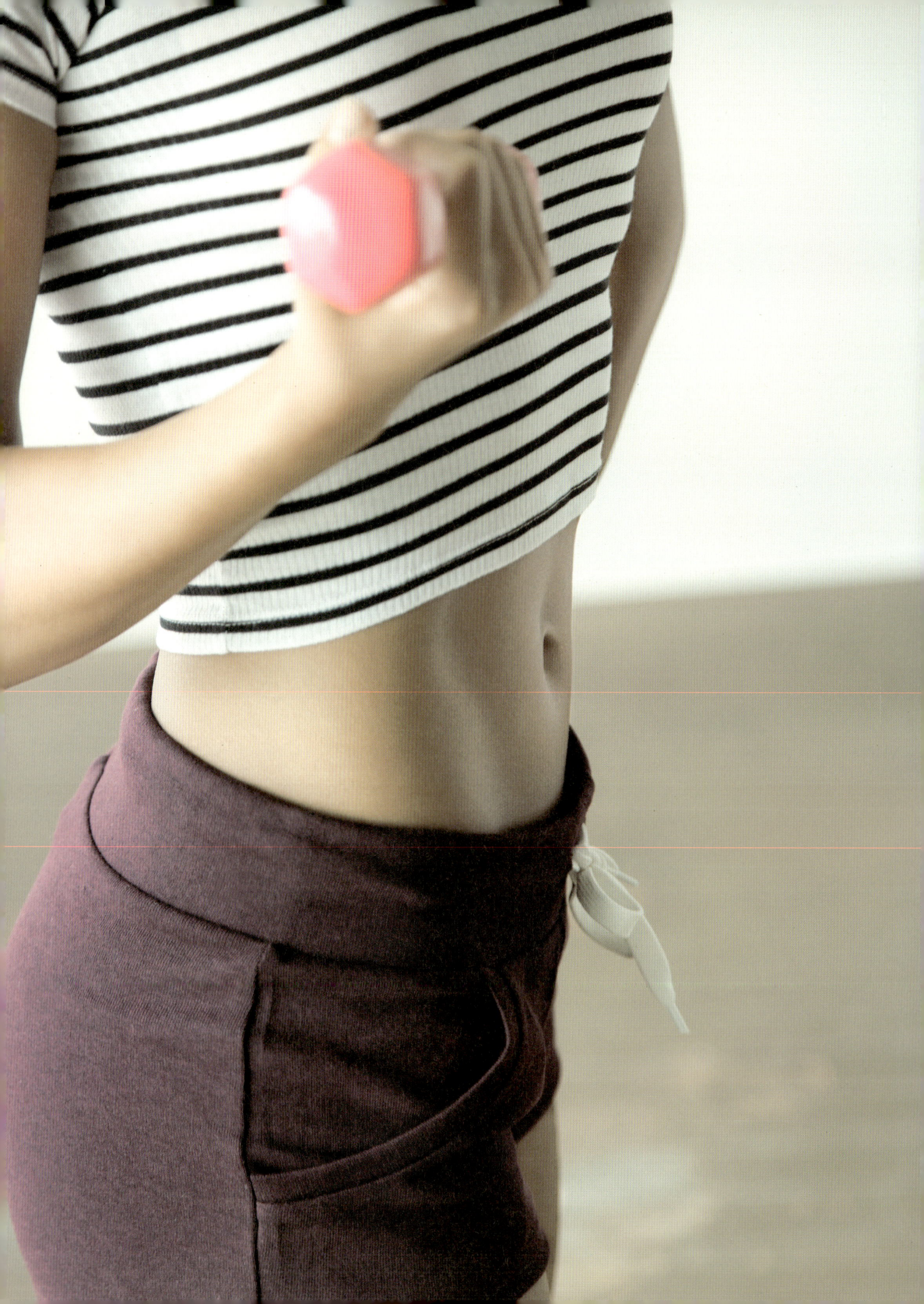

☑ 평소, 손목에 자주 통증을 느낀다.
☑ 컴퓨터 마우스나 스마트폰을 끼고 산다.
☑ 집안일을 맡아 하며 하루 종일 손목을 쓴다.
☑ 손이 굳거나 쥐가 나는 등의 증상이 잦다.
☑ 손의 감각이 둔해졌다는 느낌이 들 때가 있다.
☑ 손목을 쓰는 운동을 즐기는 편이다.

손목 스트레칭

Section 6

a wrist :

공부를 많이 하는 학생이나, 집안일을 하는 주부들에게서 흔히 볼 수 있는 증상 중 하나가 손목 통증이다. 하지만 요즘은 컴퓨터 마우스나 스마트폰 때문에 불특정 다수의 사람들이 손목의 불편함을 호소하고 있다.

손목이 꺾인 상태가 오래 지속되면 손목 인대가 눌리고, 그 아래를 지나가는 정중 신경을 압박해서 통증이 생기는데 이것을 '손목터널 증후군'이라고 부른다.

이 증상이 계속되면 손목에 염증이 생기기도 하고, 손이 굳고 경련이 일어나며, 감각이 둔화되기도 한다. 손목터널 증후군은 간단한 스트레칭으로도 증상을 완화할 수 있으며, 시간과 장소에 상관없이 실시할 수 있으므로 습관처럼 틈틈이 실시해 보자.

손바닥 바깥으로 세우고 손가락 당기기

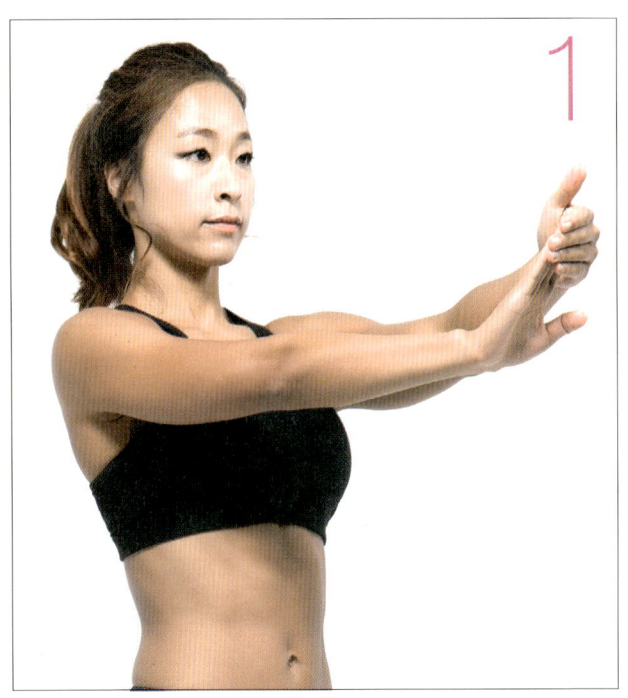

1 몸을 쭉 편 뒤 바르게 서서 오른팔을 어깨 높이로 뻗는다. 손바닥은 바깥으로 향하고, 손가락이 위를 향하도록 세운다.

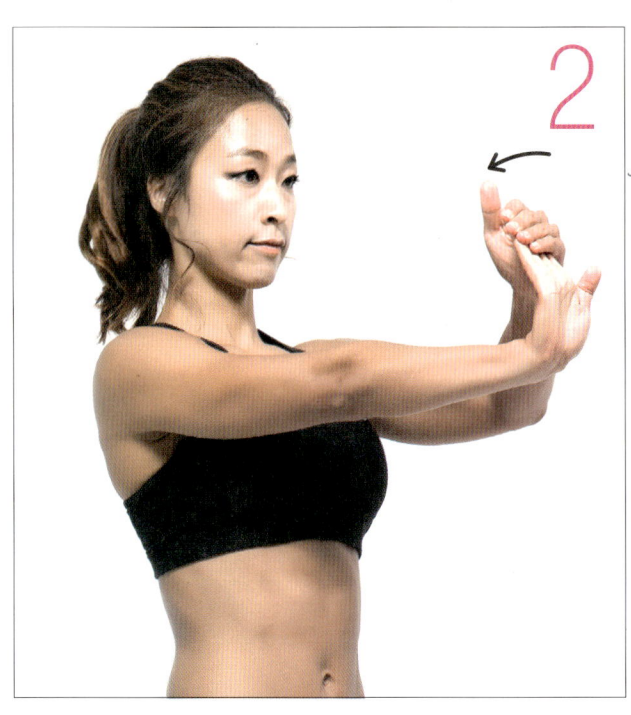

2 왼손으로 오른쪽 손가락을 감싼 뒤에 몸 쪽으로 쭉 당긴다. 이 동작을 20초 유지한다.

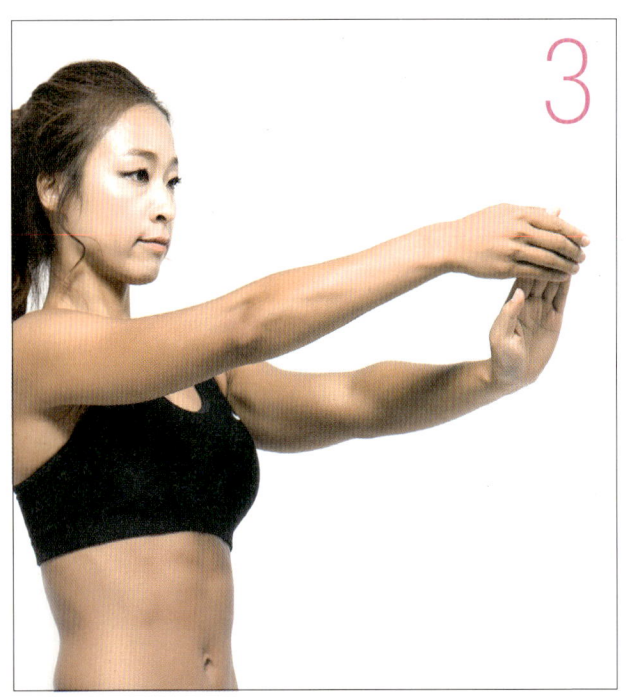

3 왼팔을 어깨 높이로 뻗는다. 손바닥은 바깥으로 향하고, 손가락이 위를 향하도록 세운다.

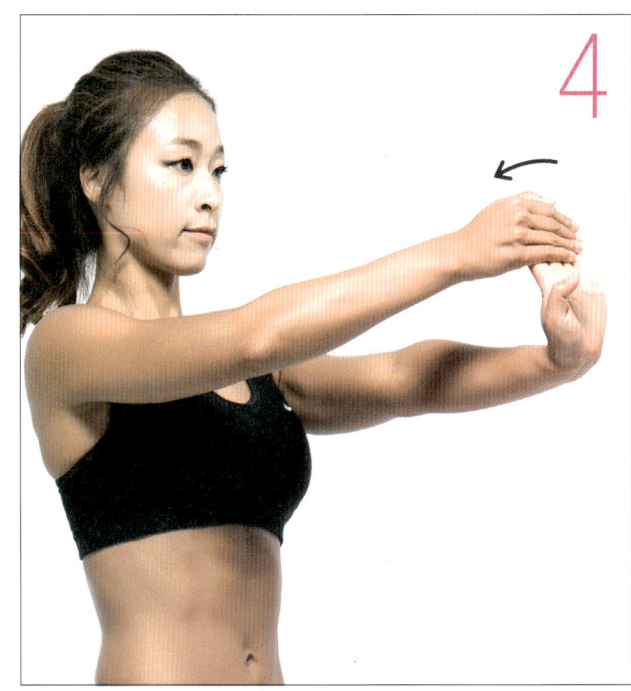

4 오른손으로 왼쪽 손가락을 감싸서 몸 쪽으로 쭉 당긴다. 이 동작을 20초 유지한다.

손바닥 안으로 감추고 손가락 당기기

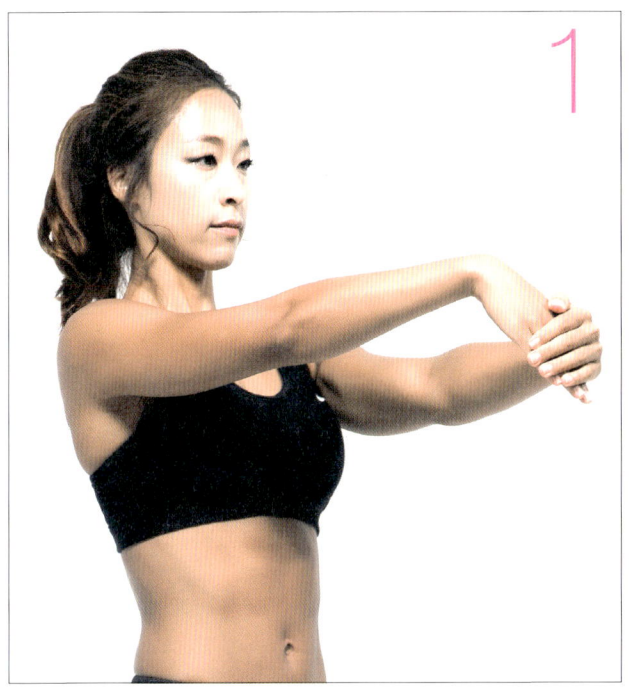

1 바르게 서서 오른팔을 어깨 높이로 뻗는다. 손가락이 아래로 가도록 손바닥을 수직으로 굽힌다.

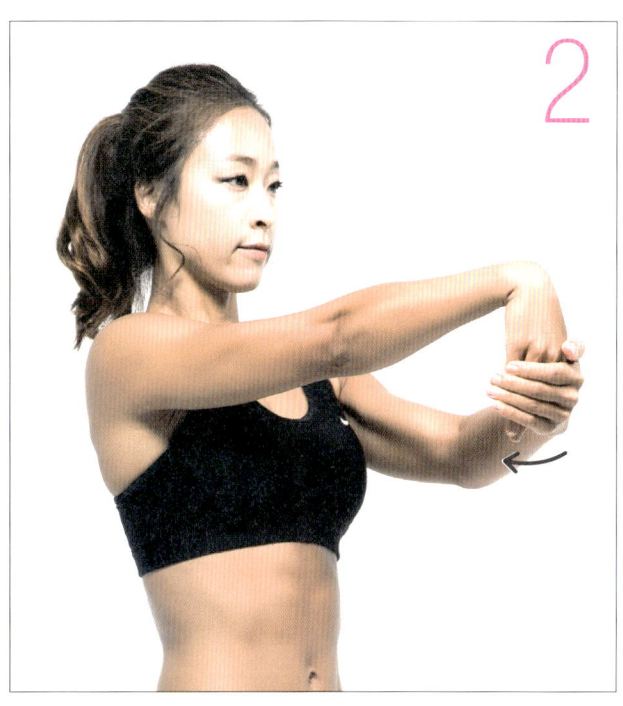

2 왼손으로 오른쪽 손가락을 감싸준 뒤 몸 쪽으로 당긴다. 이 동작을 20초 유지한다.

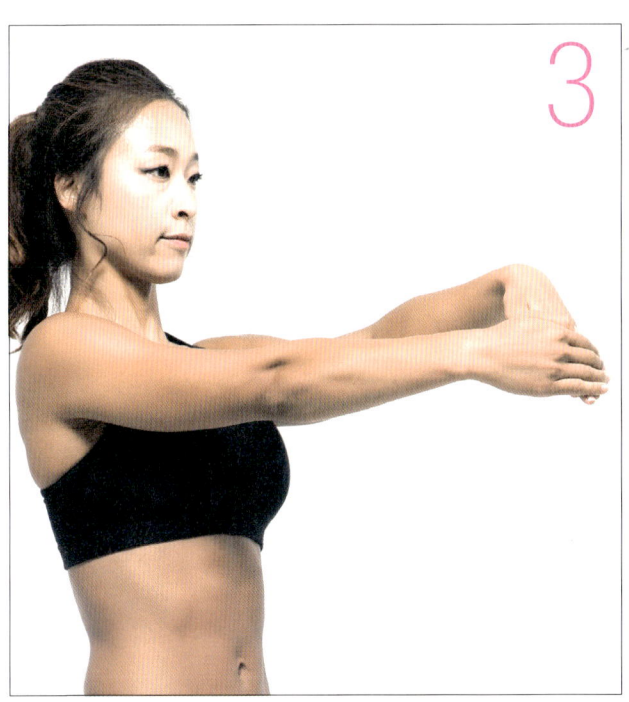

3 왼팔을 어깨 높이로 쭉 뻗는다. 손가락이 아래로 향하도록 손바닥을 수직으로 굽힌다.

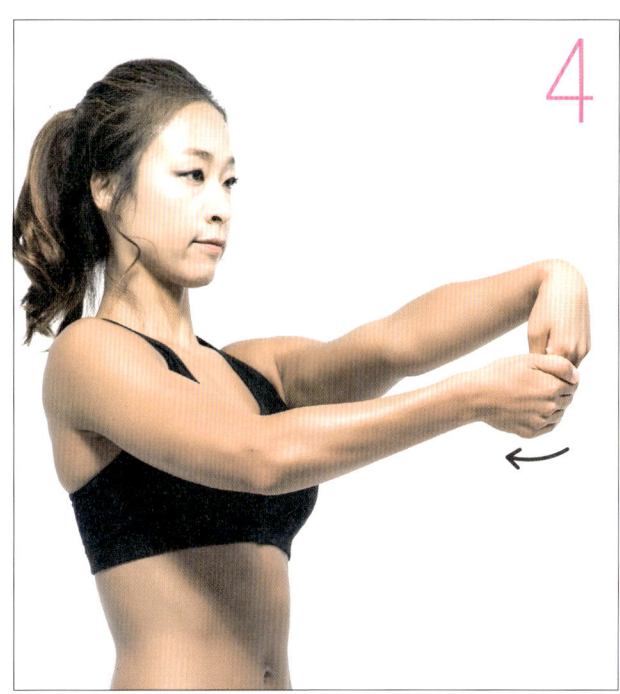

4 오른손으로 왼쪽 손가락을 감싸준 뒤 몸 쪽으로 당긴다. 이 동작을 20초 유지한다.

팔 뻗어 주먹 바깥으로 돌리기

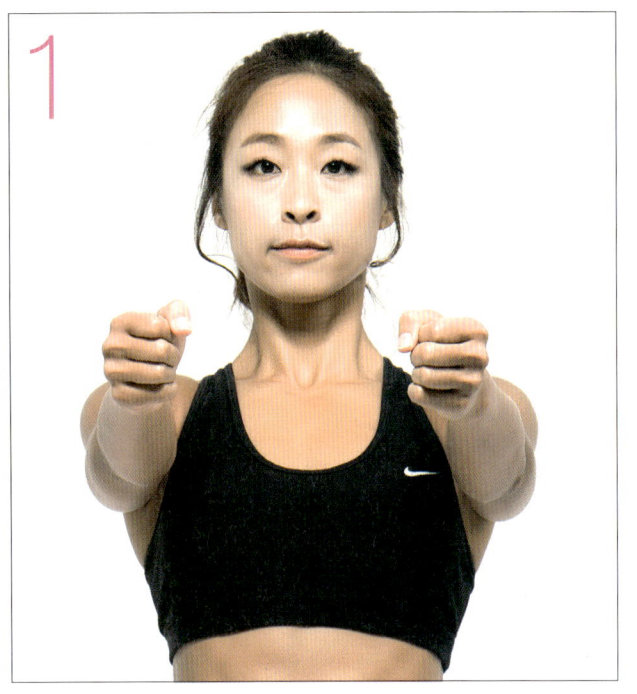

1 바르게 서서 팔은 어깨 높이로 뻗고 주먹을 쥔다.

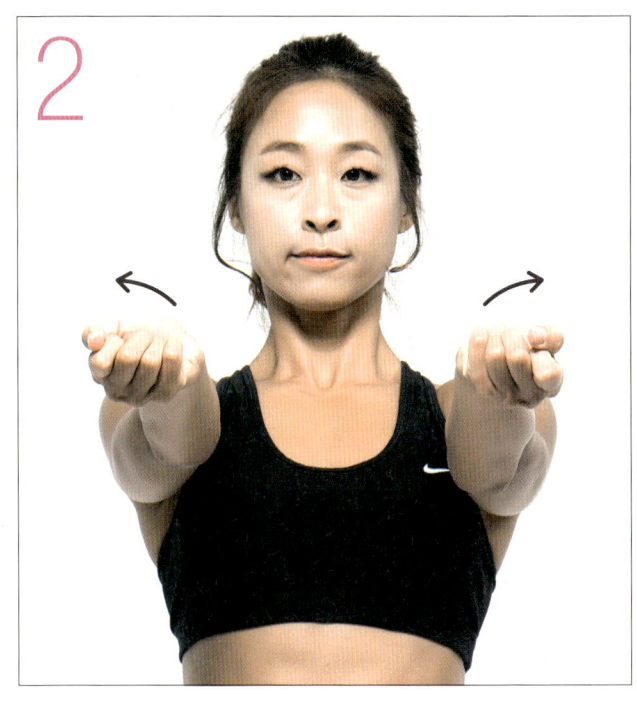

2 주먹을 몸 바깥쪽으로 돌린다. 이 동작을 20초 유지한다.

팔 뻗어 주먹 안쪽으로 돌리기

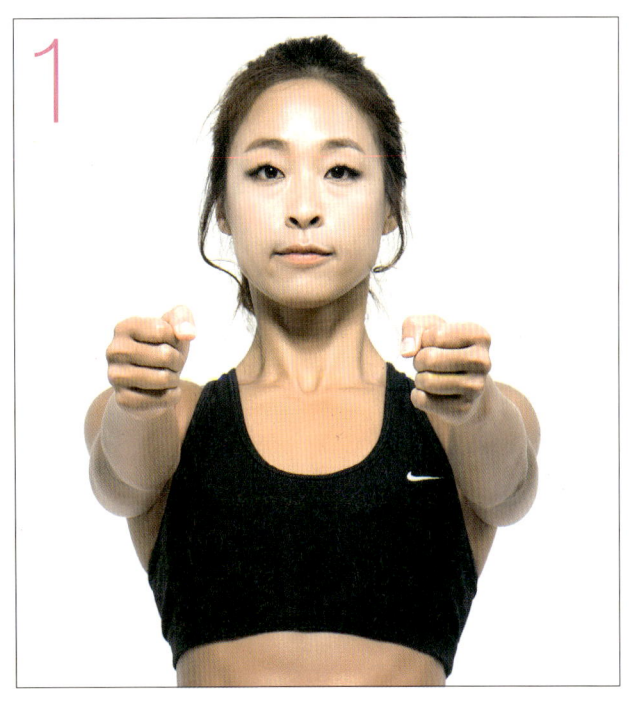

1 바르게 서서 팔은 어깨 높이로 뻗고 주먹을 쥔다.

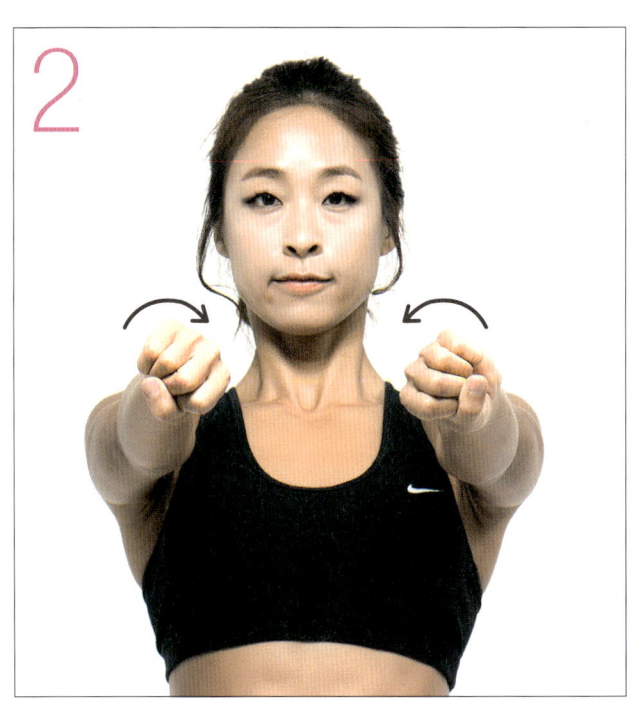

2 주먹을 몸 안쪽으로 돌린다. 이 동작을 20초 유지한다.

팔 뻗어 주먹 내리기

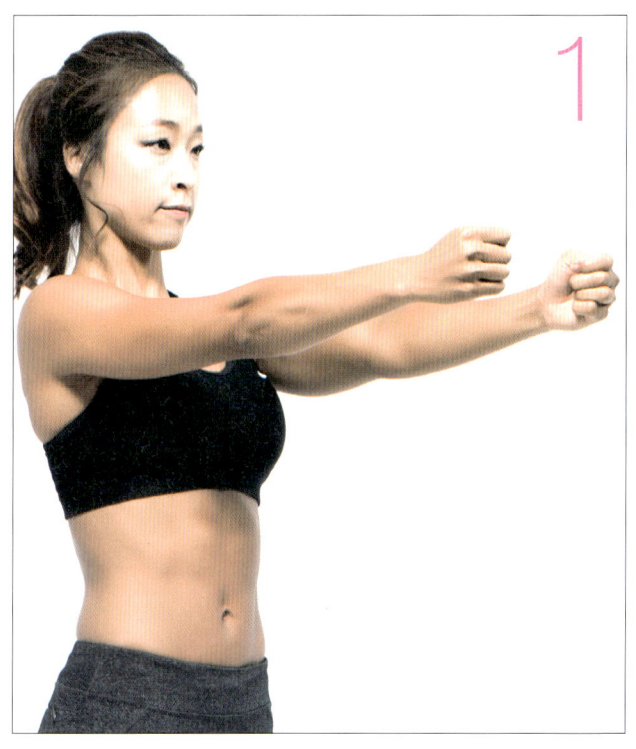 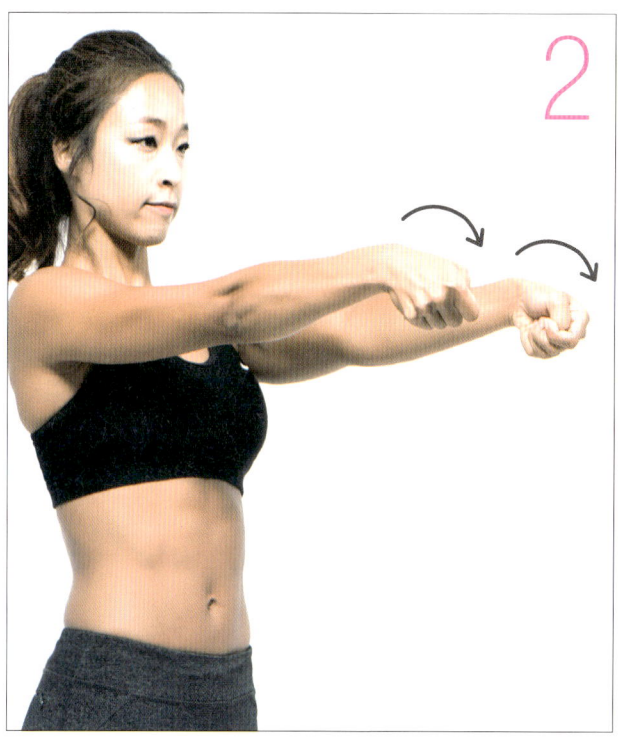

1 바르게 서서 팔은 어깨 높이로 뻗고 주먹을 쥔다. 이때 엄지 손가락을 나머지 네 손가락 밑으로 숨긴 뒤에 손목의 안쪽이 마주보도록 주먹을 세운다.

2 손목은 고정한 채 주먹을 바닥 쪽으로 내린다. 이 동작을 20초 유지한다.

Plus Tip

손목 통증을 완화하는 마사지

오른손 손바닥이 위를 향하도록 한 뒤 왼손으로 오른쪽 손목을 잡고 손목 주변을 가볍게 누르며 30초 정도 마사지한다. 반대쪽도 같은 방법으로 실시한다.

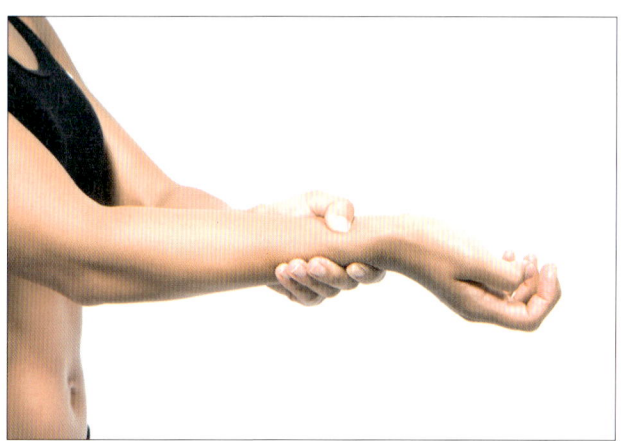

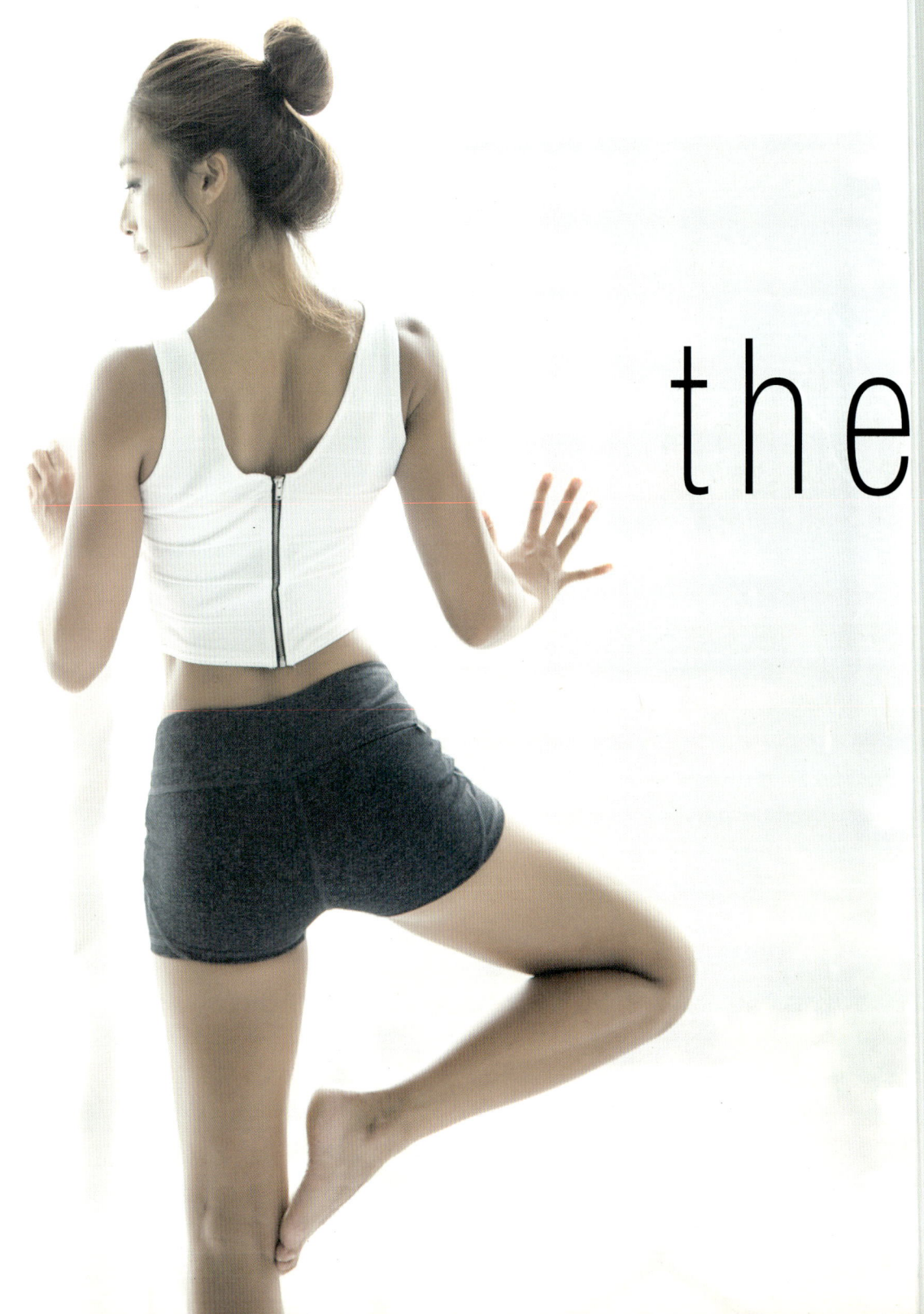

the

- ☑ 평소 운동을 전혀 하지 않는다.
- ☑ 살이 찌기 쉬운 체형이거나 뚱뚱한 체형이다.
- ☑ 군살을 빼야 한다는 스트레스를 늘 받는다.
- ☑ 늘 피곤하고 몸이 뻐근한 상태다.
- ☑ 충분히 자고 일어나도 개운하지 않다.
- ☑ 불면증이 자주 생기고, 숙면을 취하지 못한다.
- ☑ 혈액 순환이 잘 되지 않는 편이다.

하루 두 번, 전신 스트레칭

Section 7

whole body :

운동을 해야지, 해야지, 하고 늘 마음먹지만 그저 말뿐이다. 단단히 결심을 하고 헬스클럽에 등록해도 사흘을 넘기기가 쉽지 않다. 생각보다 열심히 다니다가도 한두 번 빼먹기 시작하면 그때부터 흐지부지되고 마는 경우가 허다하다. 운동이 생활화되지 않으면 운동이라는 것이 그저 마음속의 희망 사항으로나 존재할 뿐, 실천은 요원한 일이 되기 십상이다.

자, 그렇다면 오늘부터는 집에서도 얼마든지 실시할 수 있는 전신 스트레칭에 도전해보자. 아침에 일어나서 한 번, 잠들기 전에 한 번! 지금 소개하는 스트레칭은 좁은 방에서도 얼마든지 할 수 있다.

전신의 근육을 풀어줘 몸을 유연하게 만드는 전신 스트레칭을 꾸준히 실시하면 몸에 군살이 쌓이는 것을 막을 수 있고, 혈액 순환이나 노폐물 배출 또한 원활해지므로 맑은 피부와 탄력 있는 라인을 가질 수 있다.

건강한 몸, 날씬한 몸, 거기에다 맑은 피부까지 모두 챙길 수 있는 일석삼조의 매일 스트레칭! 남녀 불문하고 모두에게 강력 추천하는 전신 건강법이다.

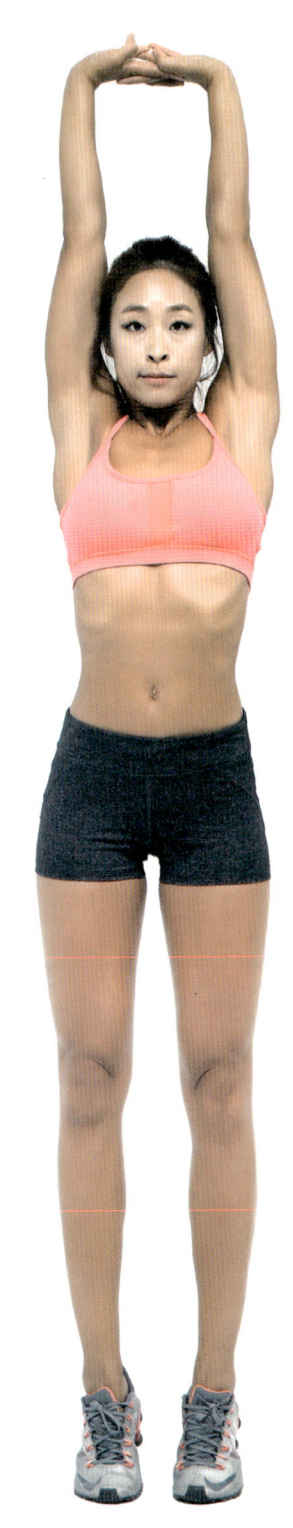

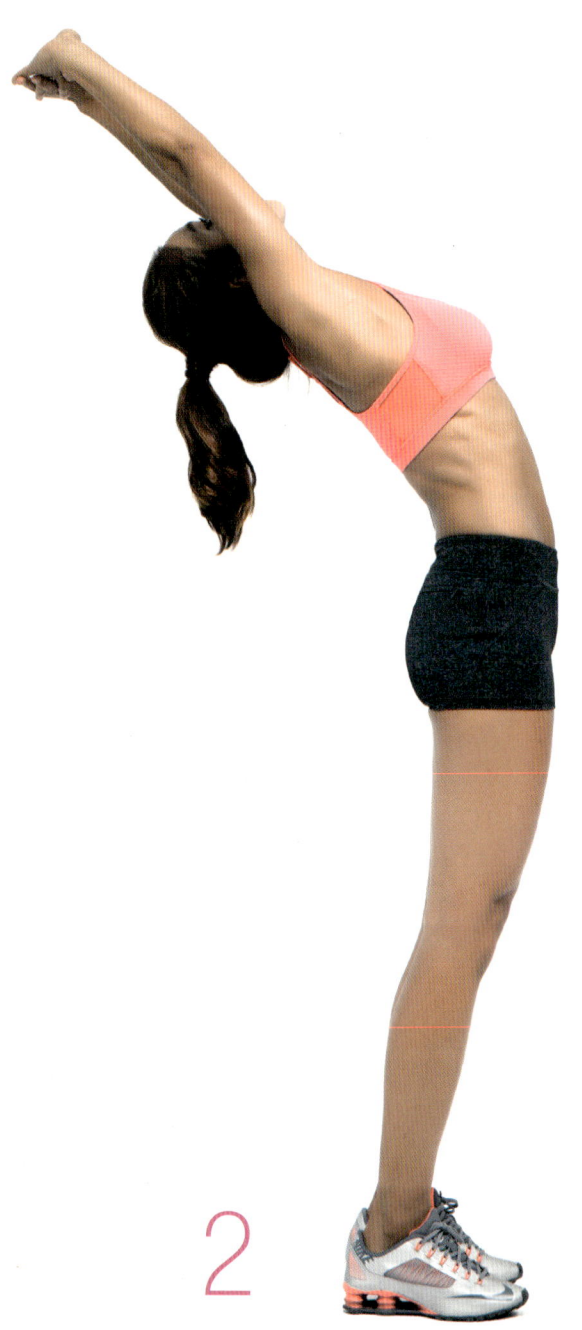

1 깍지 끼고 머리 위로 팔 뻗어 올리기

바르게 서서 뒤꿈치를 들어 올리며 깍지 낀 손을 머리 위로 쭉 뻗는다. 이 동작을 20초 유지한다.

2 깍지 끼고 머리 위로 팔 뻗어 상체 젖히기

바르게 서서 양손을 깍지 끼고 머리 위로 쭉 뻗은 후 상체와 양팔을 뒤로 젖힌다. 이 동작을 20초 유지한다.

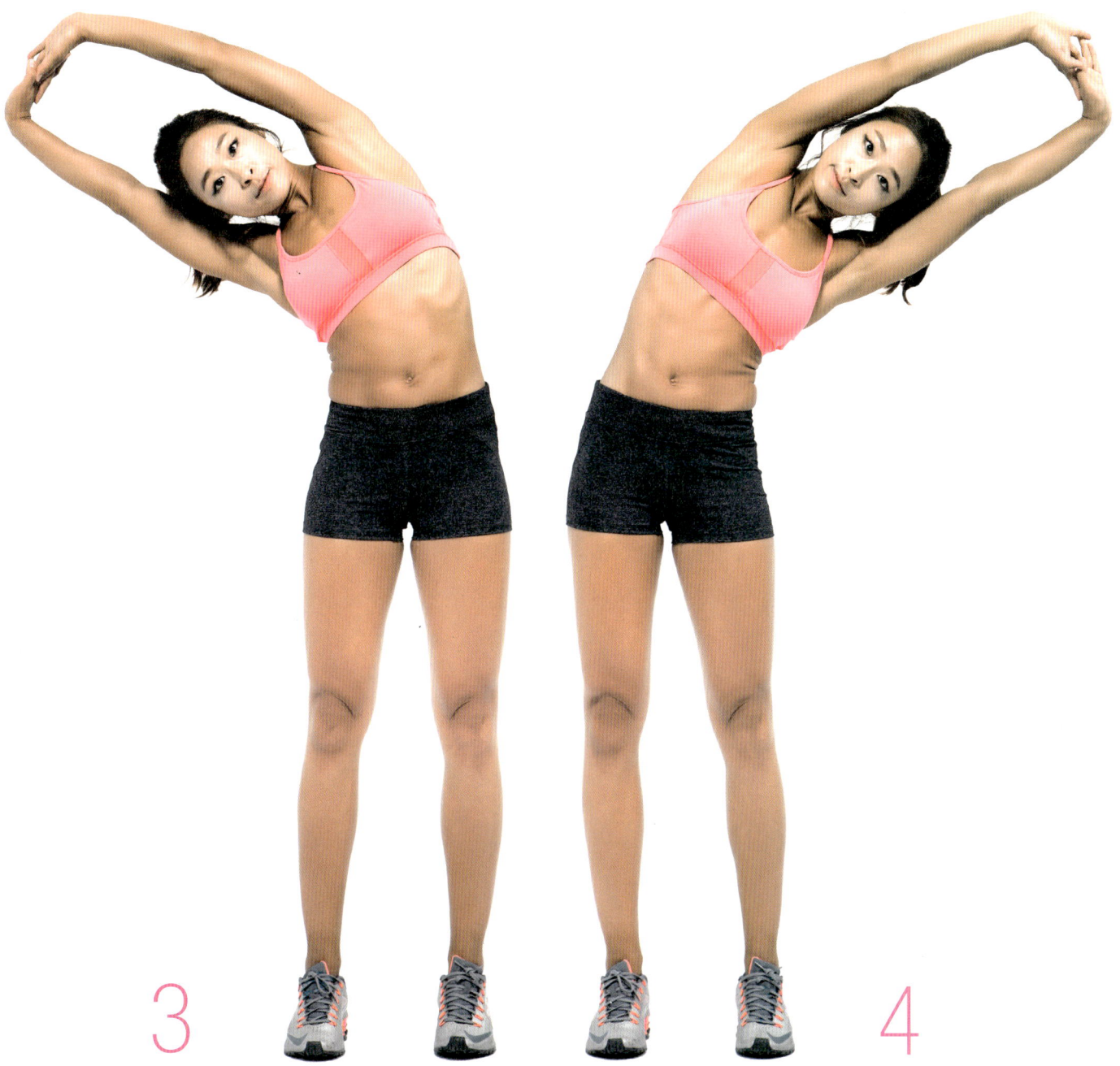

3 깍지 끼고 머리 위로 팔 뻗어 오른쪽으로 기울이기

바르게 서서 양손을 깍지 끼고 머리 위로 쭉 뻗은 후 상체를 최대한 오른쪽으로 기울인다. 이 동작을 20초 유지한다.

4 깍지 끼고 머리 위로 팔 뻗어 왼쪽으로 기울이기

바르게 서서 양손을 깍지 끼고 머리 위로 쭉 뻗은 후 상체를 최대한 왼쪽으로 기울인다. 이 동작을 20초 유지한다.

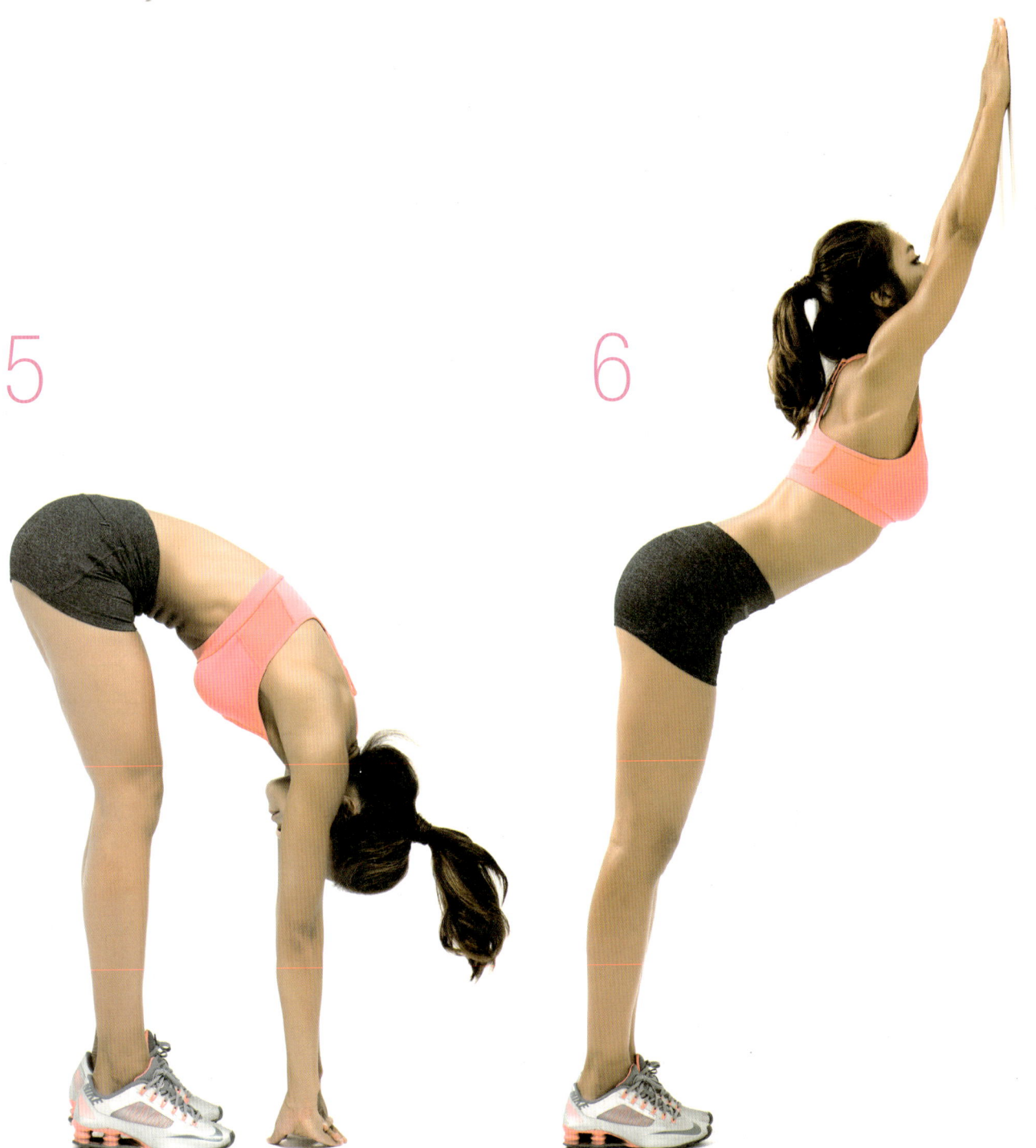

5 깍지 끼고 바닥으로 손바닥 내리기
바르게 서서 양손을 깍지 끼고 바닥으로 손바닥을 내린다.
이 동작을 20초 유지한다.

6 벽에 팔 올리고 가슴 앞으로 밀기
벽과 마주보고 팔을 높이 들어 손바닥은 벽에 붙인 뒤 가슴을
벽 쪽으로 민다. 이 동작을 20초 유지한다.

7

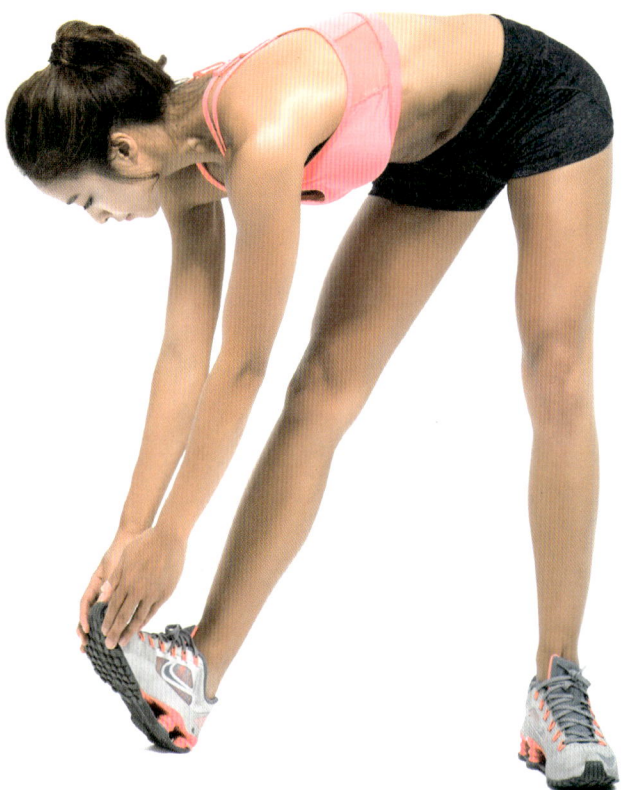

8

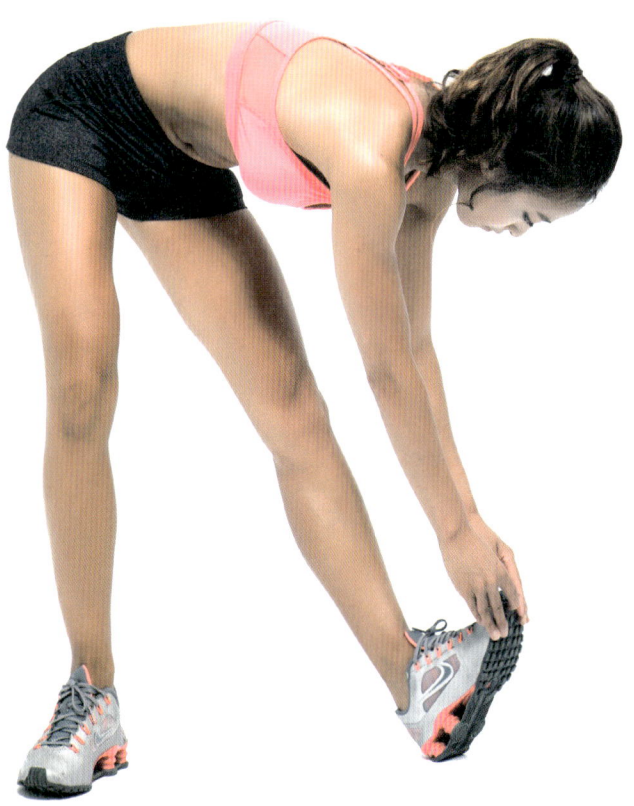

7 상체 숙여 오른쪽 발끝 잡기

다리는 어깨 너비로 벌리고 오른쪽 발끝을 든다. 상체를 숙여 양손으로 오른쪽 발끝을 잡고 위로 당긴다. 이 동작을 20초 유지한다.

8 상체 숙여 왼쪽 발끝 잡기

다리는 어깨 너비로 벌리고 왼쪽 발끝을 든다. 상체를 숙여 양손으로 왼쪽 발끝을 잡고 위로 당긴다. 이 동작을 20초 유지한다.

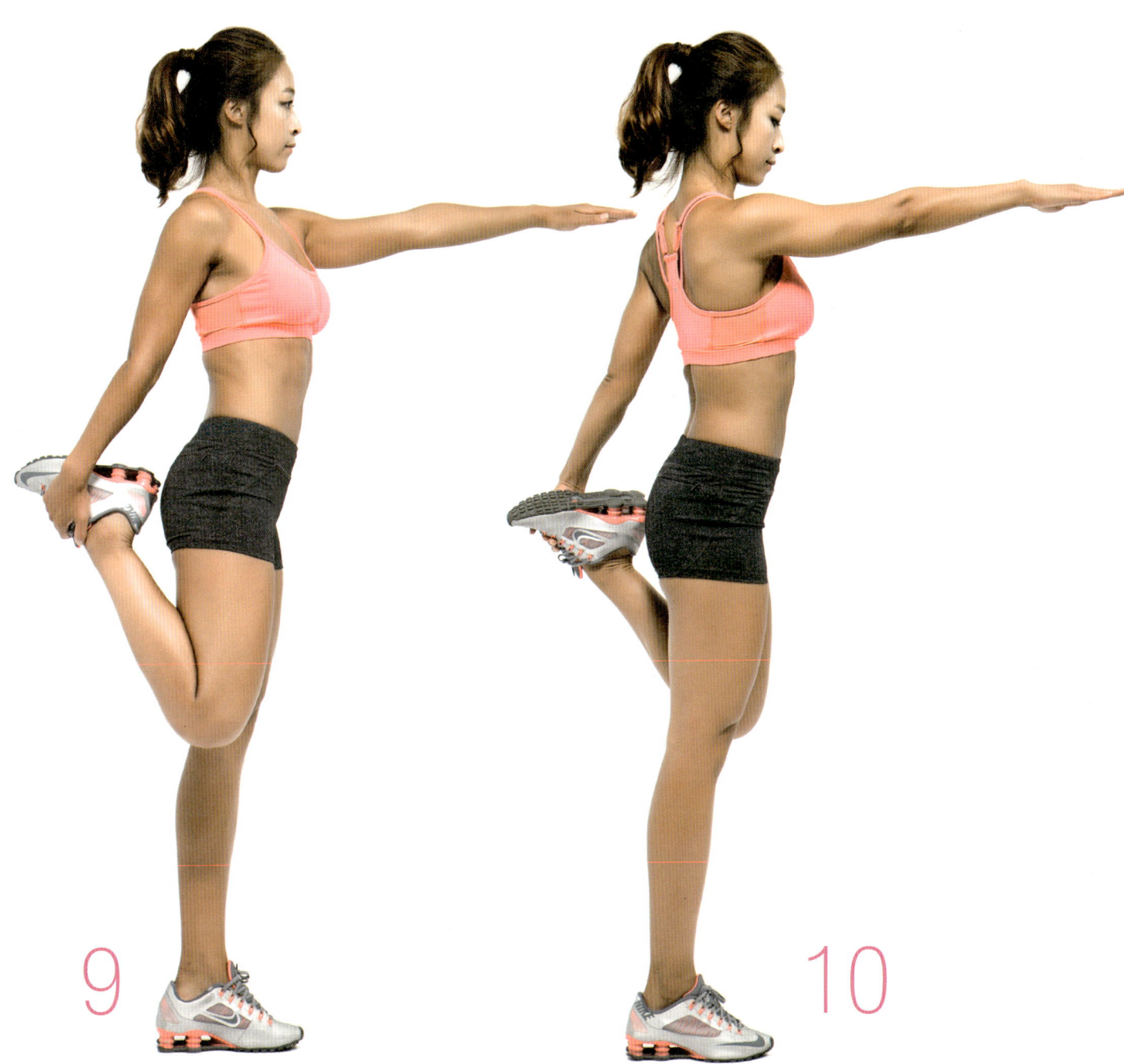

9 오른발 뒤로 접기

무릎을 붙이고 바르게 선 뒤 오른쪽 다리를 뒤로 접어 허벅지에 붙인다. 왼손은 앞으로 쭉 뻗고 오른손으로 오른쪽 발등을 잡고 위로 당긴다. 이 동작을 20초 유지한다.

10 왼발 뒤로 접기

무릎을 붙이고 바르게 선 뒤 왼쪽 다리를 뒤로 접어 허벅지에 붙인다. 오른손은 앞으로 쭉 뻗고 왼손으로 왼쪽 발등을 잡은 뒤 위로 당긴다. 이 동작을 20초 유지한다.

11 오른쪽 다리 펴고 쪼그려 앉기

다리를 넓게 벌리고 섰다가 오른쪽 다리를 펴고 왼쪽 다리를 굽히며 앉는다. 오른쪽의 발끝을 몸 쪽으로 당기고 20초 유지한다.

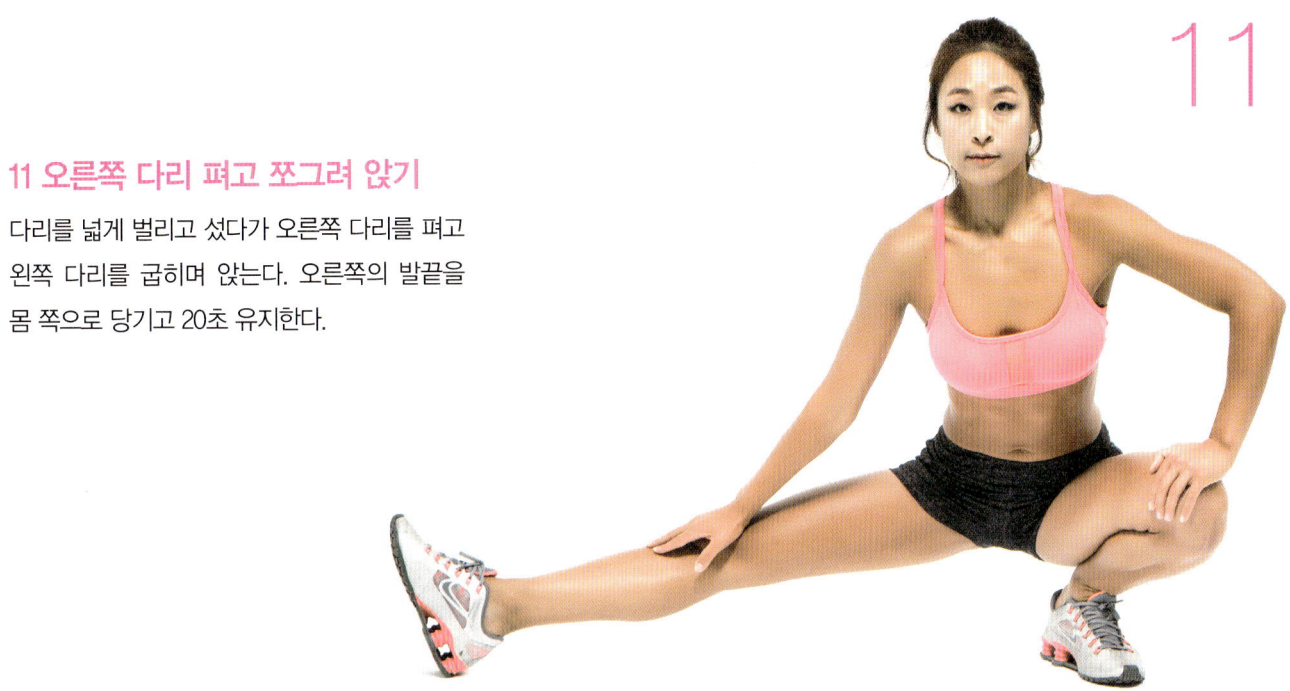

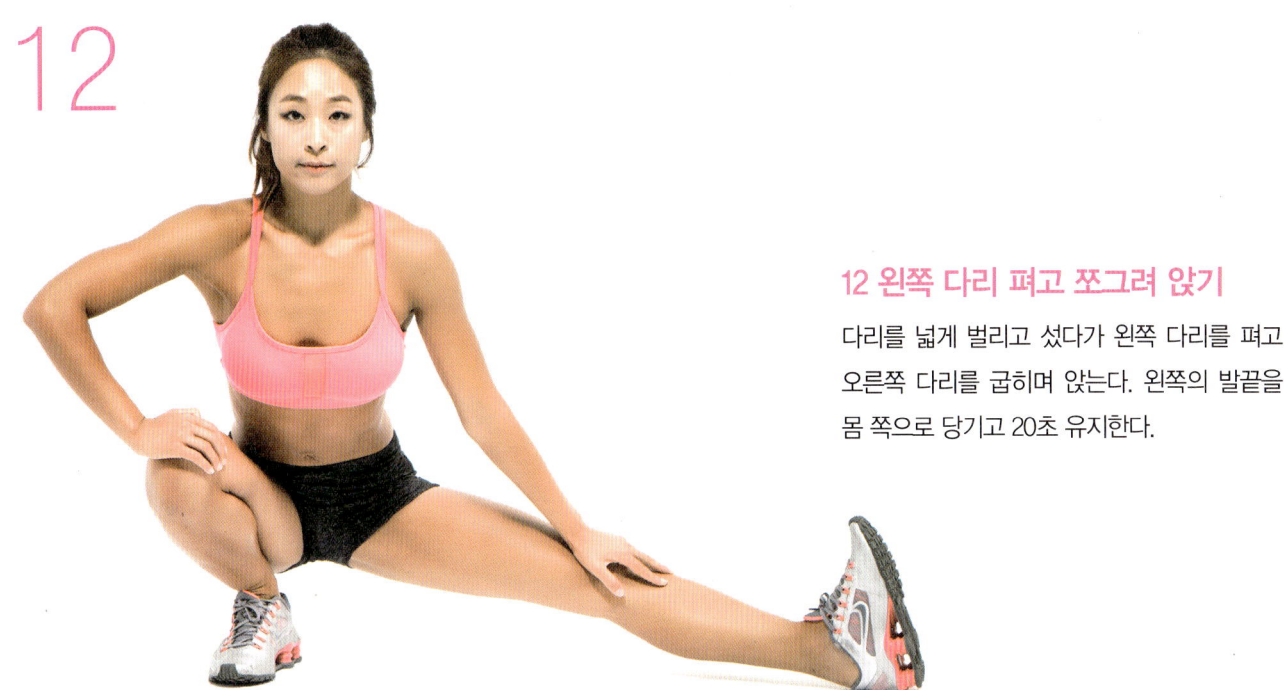

12 왼쪽 다리 펴고 쪼그려 앉기

다리를 넓게 벌리고 섰다가 왼쪽 다리를 펴고 오른쪽 다리를 굽히며 앉는다. 왼쪽의 발끝을 몸 쪽으로 당기고 20초 유지한다.

Epilogue

딱히 작정하거나, 계획할 것도 없습니다
그저 밥 먹듯이 하십시오
그런 게 스트레칭입니다!

여자에게 다이어트는 생활인 것 같다. 세상 어떤 여자를 봐도 똑같다. 살이 찐 여자도, 날씬한 여자도 틈만 나면 이렇게 말한다. "너무 먹었어! 다이어트 좀 해야겠다!" 일생이 다이어트라는 말이 맞는 것 같다. 그럴 때 나는, 남자이자 트레이너인 나는 그런 여자들이 좀 안쓰럽다는 생각이 든다. 맛있는 게 얼마나 많고, 신 나는 일이 얼마나 많은 인생인데 다이어트를 하느라 그런 것들과 담을 쌓고 지내야 한다니!

음식과의 사투를 벌이는 보통의 다이어트는 너무 가혹하다. 몸을 혹사하면서 해야 하는 아주 괴로운 일이기도 하다. 운동이 좋은 것은 그래서다. 잘 먹고, 열심히 몸을 움직여 단단한 몸을 만들 수 있으니 운동보다 더 좋은 다이어트는 없다! 절대로!

그럼에도 불구하고 운동을 한다는 것이 도무지 뜻대로 되지 않는다는 것은 잘 알고 있다. 이 책은 그래서 더 애착을 가지고 만들었다. 뻘뻘 땀을 흘리면서 뛰고, 근육을 만들기 위해 힘겨운 동작들을 따라하는 일이 도무지 지속 가능성이 없다면 반드시 스트레칭을 생활화하는 것이 좋다. 아니, 운동을 열심히 하는 사람에게도 스트레칭은 필수다. 스트레칭이란 준비 운동, 즉 내 몸을 더 건강하고 야무지게 단련하기 위한 들숨과 날숨 같은 것이기 때문이다.

건강하고 아름다운 나를 만들기 위해 밥상의 음식들을 바꾸고 있는 사람들이 많아졌다. 스트레칭도 밥 먹듯이 하라고 권하고 싶다. 밥을 먹고, 잠을 자듯 반드시 해야만 하는 하루 일과 중 하나로 지속한다면 굳이 혹독한 다이어트를 하지 않아도 당신의 몸은 어느새 당신의 마음에 쏙 드는 자태로 변해 있을 것임을 확신한다. 그러니까! 오늘부터, 아니 지금 이 책을 읽는 이 순간부터 스트레칭이라도 꼭 하기를 당부한다.

최성우의 끝인사

MY ROOM STRETCHING
NOW!

밥 먹고 나서 해야지.

내일부터 진짜 해야지.

바쁜 일 끝나면 해야지.

핑계를 대기 시작하면

절대로 할 수 없습니다.

지금 바로, 그 자리에서

벌떡 일어나 시작하세요.

느닷없이 해도 괜찮아요.

자, 어서 몸을 일으키세요.

스트레칭이라도 하셔야겠습니다.

퍼스널 트레이너의 1:1 맞춤 처방

스트레칭이라도 하셔야겠습니다

초판 1쇄 발행 2015년 8월 20일
초판 3쇄 발행 2016년 8월 20일

지은이 | 최성우
펴낸이 | 김우연, 계명훈
기획·진행 | fbook
　　　　　　김수경, 김연, 박혜숙, 김진경, 최윤정
마케팅 | 함송이
경영지원 | 이보혜
디자인 | design group ALL(02-776-9862)
사진 | 이현구(studio etc. 02-3442-1907)
모델 | 이지아
헤어·메이크업 | 배믿음
교정 | 김혜정
펴낸 곳 | for book 서울시 마포구 공덕동 105-219 정화빌딩 3층
　　　　　02-753-2700(판매) 02-335-3012(편집)
출판 등록 | 2005년 8월 5일 제 2-4209호

값 7,000원
ISBN 979-11-86455-96-8   14510

본 저작물은 for book에서 저작권자와의 계약에 따라 발행한 것이므로
본사의 허락 없이는 어떠한 형태나 수단으로도 이 책의 내용을 사용할 수 없습니다.

※ 잘못된 책은 바꾸어 드립니다.